Walter Holzinger · Prophylaxefibel

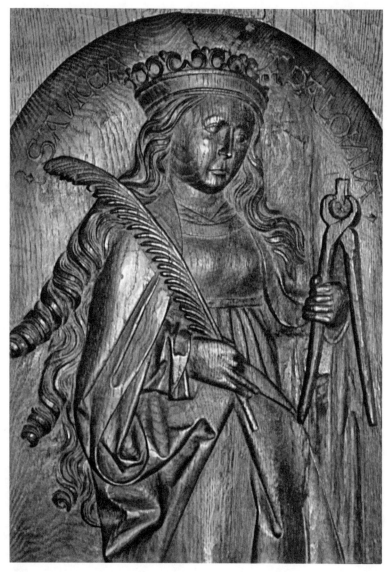

Hl. Apollonia mit Zange und Zahn, Attribute ihres Martyriums. Stiftskirche Herrenberg, Chorgestühl. Heinrich Schickhardt 1517
Foto: Hartmut Bonz

Walter Holzinger

Prophylaxefibel

Grundlagen der Zahngesundheitsvorsorge

6., verbesserte Auflage
mit 56 Abbildungen

Carl Hanser Verlag München Wien

Der Verfasser: Dr. med. dent. Walter Holzinger, Herrenberg/Baden-Württbg.

CIP-Titelaufnahme der deutschen Bibliothek

Holzinger, Walter:
Prophylaxefibel : Grundlagen der Zahngesundheitsvorsorge /
Walter Holzinger. – 6., verb. Aufl. – München ; Wien : Hanser, 1990
ISBN 3-446-16009-4

Hinweis

Medizin und Zahnmedizin sind in ständiger Entwicklung begriffen. Der Fortschritt der Wissenschaft führt permanent zu neuen Erkenntnissen. Der Leser dieses Buches ist daher gehalten, Therapieempfehlungen, insbesondere Angaben zur Dosierung von Medikamenten, in eigener Verantwortung zu prüfen. Zwar verwenden Autoren, Herausgeber und Verlag größte Mühe darauf, daß der Inhalt des Buches dem Wissensstand bei der Abfassung entspricht, Änderungen sind jedoch grundsätzlich möglich. Die Entscheidung für eine bestimmte Therapie liegt letztlich in der Verantwortung des behandelnden Arztes bzw. Zahnarztes.

Die im Text genannten Präparate und Bezeichnungen sind zum Teil patent- und urheberrechtlich geschützt. Aus dem Fehlen eines besonderen Hinweises bzw. des Zeichens® darf nicht geschlossen werden, daß kein Schutz besteht.

© 1990 Carl Hanser Verlag München Wien
Gesamtherstellung: Buch- und Offsetdruckerei Wagner GmbH, Nördlingen
Printed in Germany

Vorwort zur 6. Auflage

Der schnelle Absatz der 5. Auflage der Prophylaxefibel und die positiven Besprechungen des In- und Auslandes lassen ihre bisherige Form und Einteilung als zweckmäßig erscheinen. Die gewählte Darstellungsweise soll in erster Linie den Mitarbeiterinnen des Zahnarztes notwendige Informationen für die praktische Durchführung der Prophylaxe vermitteln; sie kann auch Zahnärzten und Studierenden der Zahnheilkunde brauchbare Anregungen geben.
Die 6. Auflage wurde nach dem heutigen Stand des Wissens verbessert und ergänzt.
Herzlichen Dank sage ich allen Kolleginnen und Kollegen, die mir mit Anregungen und Verbesserungsvorschlägen wertvolle Ratschläge gaben. Nicht zuletzt gilt mein Dank Frau ZMF *Angelika Kohler-Schatz*, Stuttgart, für wertvolle Hinweise aus dem Praxisalltag und ihrer langjährigen Lehrtätigkeit.

Walter Holzinger

Inhalt

Zahngesundheitsvorsorge

Ziel der Zahngesundheitsvorsorge ist, durch Zahngesundheitsaufklärung und Zahngesundheitserziehung allen Menschen bewußt zu machen, daß Zahngesundheit erstrebenswert ist und daß man sie durch bestimmte Maßnahmen und entsprechendes Verhalten auch verwirklichen kann. Durch die Vorsorge sollen Verhaltensweisen erreicht werden, die die Zahngesundheit sichern. Mit entsprechenden Informationen sind die Beweggründe zu wecken, diese Vorsorge in die Tat umzusetzen. Uns ist noch viel zu wenig bewußt, daß die Vorbeugung ihren Schwerpunkt in der Selbsthilfe hat. Viel gewonnen wird durch die Einsicht, welche entscheidende Rolle wir selbst bei der Bewältigung dieser Aufgaben spielen.

Um eine zahngesundheitliche Lebensführung erstrebenswert zu machen, müssen die vorgebrachten Begründungen verständlich und einleuchtend sein. Durch praktische Übungen und Beweise, daß sich Zahngesundheit lohnt, sollten diese Erkenntnisse zwingend werden. Beim Interessierten ist dieser Lernprozeß, d. h. die Erziehung zur Mitverantwortung und zur Mitarbeit, vergleichsweise leicht möglich. Viele Menschen jedoch sind nicht gebißbewußt. Für sie sind Zahnkrankheiten eine Selbstverständlichkeit. Sie haben sich damit abgefunden, daß mit ihren Zähnen etwas nicht stimmt. Ihr Verlust wird als unvermeidbar betrachtet. Man ist überhaupt nicht auf Zahngesundheit eingestellt und sieht keinen Anlaß, sein Verhalten zu ändern. Erst bei Schmerzen wird man sich der Zähne bewußt, um sie nach abgeschlossener Behandlung schnell wieder zu vergessen, ohne eine Frage nach den Ursachen der überstandenen Beschwerden zu stellen.

Man hat einen „Vorrat" von 28 bis 32 Zähnen, die in längeren Zeiträumen einer nach dem anderen verlorengehen. Die unausweichlichen Spätfolgen sind nicht offenkundig und ihre Auswirkungen wertmäßig nicht einzuschätzen. Durch die Sozialversicherung geben auch wirtschaftliche Überlegungen kaum Anlaß zu einer anderen Haltung.

Wenn Gebißerkrankungen in jüngeren Jahren schnell verlaufen würden und mit einem sofortigen Zahnverlust in einem Umfang verbunden wären, wie dies später im Alter der Fall ist, dann wäre die Zahngesundheitsvorsorge kein Problem.

I. Aufgaben der Zahngesundheitserziehung

Ziel der Zahngesundheitserziehung ist es, zu einem ständigen verantwortungs- und hygienebewußten Verhalten zu veranlassen. Die Beeinflussung durch diese Erziehung sollte so stark sein, daß vorhandene Sperren unterschiedlichster Ursache überwunden werden und Zahngesundheit auf Dauer zur Selbstverständlichkeit wird. *Das Kriterium der Erziehung ist eine dauerhafte Verhaltensänderung.* Der *Antrieb* zur dauernden Mund- und Zahnpflege und damit zur Zahngesundheit kann erwachsen aus dem Wunsch nach gepflegtem Äußeren, dem Bemühen um Anerkennung und Wertschätzung, aus dem Wunsch nach körperlichem Wohlbefinden ohne die Plage einer Zahnerkrankung, aus der Sorge der Mutter um das gesundheitliche Wohl ihres Kindes, aus der Einsicht also, daß Zahngesundheit im eigenen Interesse liegt. Andernfalls sind langwierige Behandlungen beim Zahnarzt unausbleiblich.

Bei der Vermittlung von Informationen im Rahmen der Zahngesundheitserziehung ist daher eine verständliche Darstellung über den Wert des gesunden Gebisses und Zahnhalteapparates sowie der weitreichenden Beziehung zwischen Gebiß und Körper notwendig. Entscheidend bei der Verfolgung dieses Zieles sind die Beweggründe und auch die Erfolgserlebnisse, die zur Bewältigung dieser Aufgabe führen.

Zahngesundheitserziehung ist besonders wirksam in der frühen Kindheit durch die Familie als der an sich vorrangigen Bezugsinstanz. Die in ihr geprägten Verhaltensweisen werden aufgrund der kindlichen Imitationslust zum Leitbild bzw. zur Gewohnheit des Kindes. Ein solches Grundmuster der Erziehung ist z. B. die Sauberkeit: die Gewöhnung an die tägliche Körperpflege macht auch

die Zahnreinigung zur Selbstverständlichkeit; weitergehende Überlegungen zum Sachverhalt werden dabei vom Kind nicht angestellt.
Entscheidend ist die fortwährende Übung der Zahnreinigung unter
Beachtung einfachster Regeln, die allerdings von Eltern und Erzie-
hern ständig kontrolliert werden müssen. Die Regeln werden nämlich schnell vergessen, wenn eine Überwachung fehlt. Dies um so
mehr, wenn – wie beim Zähneputzen – eine soziale Kontrolle des
gesamten Mundbereichs (man sieht es ja nicht) weitgehend ausge-
schaltet ist. Daraus folgert die nicht zu entbehrende Mitarbeit der
Erziehungsberechtigten. Sie setzt bei ihnen die Kenntnis des Sach-
verhaltes und vor allem auch eine durch Übung erworbene praktische Erfahrung voraus.
Wie sehr es an einer solchen Mitarbeit mangelt, erkennt man am
schlechten Gebißzustand der Jugend,die eben in der Zahngesundheitsvorsorge nicht genügend unterrichtet worden ist, man erkennt
es aber auch an den offenkundigen Beziehungen zwischen Gebißzustand und Schulleistung. Auf die Unterstützung bei der Zahngesundheitserziehung durch Erzieherinnen und Lehrer der ersten
Grundschuljahre kann daher nicht verzichtet werden. Die außerfa-
miliären Gemeinschaften in der frühen Kindheit, nämlich Kindergarten und Schule, gewinnen heute eine immer größer werdende
Bedeutung, denn die Familie in ihrer ursprünglichen Form hat oft
wenig Einfluß. Die Väter fallen infolge angestrengter Berufstätig-
keit weitgehend aus, und die Mütter, die in immer größerem Umfang einen Beruf ausüben, haben für eine regelmäßige Überwachung der täglichen Mundhygiene und des Ernährungsverhaltens
meist keine Zeit (siehe S. 152). Auch fehlen die erforderlichen
Kenntnisse der Zahngesundheitsvorsorge. Die Grundlagen für eine
Zahngesundheitserziehung sollten mit dem 10. Lebensjahr gelegt
sein. Das ist die sogenannte Schicksalszeit des Gebisses. Die altersgemäße Information und die Einübung von praktischen Maßnahmen und Kenntnissen sind dann die Voraussetzungen einer weiter-
führenden Gewöhnung und damit einer dauerhaften Verhaltensänderung.
Die Kinder haben einen großen Freiraum und brauchen die Unterstützung der Erwachsenen als ihrer maßgeblichen Leitbilder. Dabei

müssen alle Bezugspersonen übereinstimmend mitwirken; das sind vorrangig die Eltern, Erzieherinnen und Lehrer an den Grundschulen. Die Zahngesundheitserziehung ist eine Gemeinschaftsaufgabe, andernfalls sind die durch das weitverbreitete passive Freizeitverhalten und die Werbung bestehenden Barrieren nicht zu überwinden. Man denke nur an die Folgen der so intensiv empfohlenen „Bonbonpädagogik"!

Das Kind muß als zwingende Erkenntnis wissen:

• Ein sauberer Zahn wird nicht krank!
• Der Zucker ist der Hauptfeind der Zähne!

Es gilt also, dem Kind Kenntnisse und Fertigkeiten zu vermitteln, die durch immer wieder vorgenommene Kontrollen als Gewohnheit gefestigt werden. Grundbedingungen hierfür sind die Liebe zum Kind und Einfühlungsvermögen.

II. Voraussetzungen für den Erfolg der Zahngesundheitserziehung

Ein weit verbreiteter Irrtum ist es anzunehmen, daß eine ausschließliche Wortinformation ohne jedes Nachdenken zur Kenntnis genommen und man daraufhin auch praktisch tätig wird. Sie ist wertlos. Man hat es mit einem Menschen und nicht mit einem Automaten zu tun. Mißerfolge sind vorrangig dem Berater anzulasten; durch äußere Umstände können ebenfalls Erschwernisse auftreten, denn was „ankommt", bestimmt nicht derjenige, der die Information gibt, sondern der Empfänger (siehe hierzu auch „Belehrung und Unterweisung", S. 140).

1. Auswahl der Patienten

Eine Auswahl der Patienten für die Zahngesundheitserziehung ist notwendig. Wenn jemand seine Zähne so schnell wie möglich los sein will, um keinen Kummer mehr zu haben, wenn er der Ansicht ist, daß Verlust der Zähne und Zahnersatz unvermeidlich sind, dann scheitert jede Bemühung um einen Dauererfolg. Für diese Menschen bedeutet zudem der Zahnverlust keine Belastung, ihr Lebensinhalt erfährt keine Beeinträchtigung. Die vergeblich bei ihnen aufgewendete Zeit wird sinnvoller für den an seiner Gebißgesundheit interessierten Patienten genutzt.

Man erkennt den Willen zur Mitarbeit z. B. an der Reaktion auf die beiläufige Bemerkung, daß der Zustand des Gebisses durch entsprechende Zahnpflege und die Beachtung bestimmter Ernährungsregeln wesentlich gebessert werden könnte. Ein Fingerzeig sind ferner die zahnärztliche Versorgung, das Ausmaß des Zahnbelags und der Zustand der Gingiva nach einer vorangegangenen Kurzinformation über die Zahnreinigung. Eine Mutter z. B. beweist ihre notwendige Unterstützung, wenn sie bereit ist, bis zur nächsten Sitzung genau aufzuschreiben, was das Kind in den letzten zwei Tagen gegessen hat oder mit welcher Methode, Zahnbürste, Zahnpaste und zu welcher Tageszeit eine Zahnreinigung erfolgt war. Ausdrücklich sei bemerkt, daß eine Beurteilung nach diesen Gesichtspunkten fragwürdig ist, wenn Kinder und Jugendliche selbst darüber berichten.

2. Schwierigkeiten bei zahnärztlichen Belehrungen

Schwierigkeiten bei der zahnärztlichen Belehrung sind in der Person des Beraters, des Patienten und in den äußeren Gegebenheiten begründet.

Es genügt nicht, wenn der Berater den Sachverhalt beherrscht. Kenntnisvermittlung allein als Pflichtübung kann das Verhalten des Patienten nicht nachhaltig beeinflussen. Der Berater muß offenkundig besorgt sein und für die Probleme des Patienten Interesse haben; dieser soll sich als spezieller Fall fühlen. Art und Weise des Gespräches sind wichtig, um beim Patienten überhaupt Gehör zu finden.

Man ist dem Patienten nur in dessen Sprachschatz und Begriffsvermögen verständlich. Der Patient muß nachdenken und sich äußern können. Dabei ist das Ziel des Gespräches konsequent zu verfolgen. Eine schwierige aber schöne Aufgabe ist es, im vertrauten Gespräch klare und eindeutige Ratschläge zu geben, die auch realisierbar sind, sonst besteht die Gefahr, inhaltlich und zeitlich den Patienten zu überfordern. Daher sind meist mehrere Beratungen notwendig. Der Berater muß daran denken, daß er eine Sache anbietet, die den Empfänger zu einer tätigen Mitarbeit veranlassen soll. Ein solches Angebot braucht eine anziehende Verpackung, um überhaupt beachtet zu werden. Der Angesprochene hat in der Regel zunächst kein oder höchstens ein oberflächliches Interesse an einer solchen Gesundheitserziehung. Er empfindet die in Aussicht gestellte Wirkung oft als nicht glaubhaft. Auch das Ausbleiben eines Erfolges ist eine Wirkung, die den Berater zum Nachdenken anregen sollte. Fragen des Patienten sollten immer ausreichend und geduldig beantwortet werden.

Der Berater soll aber keine Rolle spielen wollen oder „von oben herab" wirken, aber auch nicht übertrieben freundlich sein. Berater und Patient müssen sich bei einer Information als gleichrangige Partner gegenüber sitzen. Wenn sich jedoch beide unsympathisch finden oder nicht verstehen, ist ein Erfolg kaum möglich.

Erschwernisse für den Patienten können frühere negative Erlebnisse beim Zahnarzt, sein körperliches und seelisches Befinden, das Lebensalter, die soziale Herkunft und davon herrührende gesundheitliche Wertvorstellungen sein. Man kann Zähneputzen z. B. als eine unnötige Reinigung betrachten (alte Gewohnheiten sind bedroht, und neues Wissen wird aus Bequemlichkeit verdrängt oder abgewertet). Der Wunsch nach beruflichem Weiterkommen ist unter Umständen der beherrschende Lebensinhalt, und nichts mehr findet daneben Beachtung. Von außen kommende Erschwernisse können durch besondere Unruhe in den Praxisräumen, durch starken Straßenlärm, zu hohe Raumtemperatur, durch zu lange Wartezeiten usw. bedingt sein. Auch jeder Zeitdruck bei Berater oder Patient ist eine Beeinträchtigung des Kontaktes.

3. Die Motivation des Patienten

Motivieren heißt, jemanden zu einem Tun veranlassen durch die Darlegung der Folgen des Unterlassens. Bei der Zahngesundheitserziehung ist eine Motivation meist nur kurz wirksam, man spricht von etwa drei Monaten. Daher ist die regelmäßige wiederholte Einflußnahme notwendig, das sog. Recallsystem (Wiederbestellsystem, Erinnerungsdienst).

Bei der Aufklärung bzw. Information sollte gesagt und vor allem begründet werden, welche Möglichkeiten bestehen, die Gebißgesundheit zu bewahren. Bei der nachfolgenden Zahngesundheitserziehung dagegen handelt es sich um die Einübung praktischer Maßnahmen. Ein solches Training soll fortdauerndes sinnvolles Handeln aus der durch die Information gewonnenen Einsicht zur Folge haben.

Es stellt sich die Frage: Wie ist der Wunsch nach Information und Unterweisung zu wecken? Es sind die Beweggründe auszulösen, welche das Bedürfnis und die Bereitschaft des Patienten nach Information und Unterweisung, also die Kenntnis der Sachverhalte zur Zahngesundheit wecken. Eine solche Aufklärung bleibt jedoch sinnlos, wenn ihr nicht aktives Handeln nachfolgt. Ganz besonders gilt hier: Es geschieht nichts Gutes, außer man tut es.

Wie unendlich schwierig eine Motivation ist, zeigt der Alltag. Die lebensbedrohenden Gefahren des Rauchens, des Alkohols, des Übergewichts sind allgemein bekannt, trotzdem führen sie sehr oft nicht oder erst nach eingetretener Schädigung zu einer Verhaltensänderung. Es besteht ein Teufelskreis. Je mehr zusätzlich durch die anscheinend kostenlose Krankenversicherung behandelnd, d. h. therapeutisch möglich wird, um so mehr werden die Ratschläge zur Gesundheit mißachtet. Risiko und Verantwortung werden dem Patienten zu Lasten der Allgemeinheit auch dort abgenommen, wo der Schaden selbst verursacht wurde; damit wird die Motivation noch schwieriger. Hinzu kommen Gleichgültigkeit und Fatalismus.

Kenntnisse allein bewirken kaum eine Motivation, sie bleiben weitgehend unwirksam. Sie müssen in das Unterbewußtsein durch vorbildliches Verhalten von Bezugspersonen einbezogen werden. Dann wird die Verantwortung gegenüber dem eigenen Körper geweckt. Man erkennt nun, daß die Gesundheit das Ergebnis persönlicher Leistung und eigener Bemühungen ist und daß es keinen Rechtsanspruch auf Gesundheit gibt.

Solange man gesund ist, ist Gesundheit vor allem für die Jugend ein abstrakter und gleichzeitig selbstverständlicher Begriff. Da wird z. B. die Mundhygiene mit der Begründung abgelehnt, jetzt solle man sich als Kassenmitglied auch noch selbst behandeln!

Eine perfekte Zahnreinigung ist wenig attraktiv, sie ist schwierig und zeitraubend. Erschwerend kommt hinzu, daß der Verlauf einer Gebißerkrankung, falls sie nicht schmerzhaft ist, nur unterschwellig wahrgenommen wird und letzten Endes nicht lebensbedrohend ist. Es bleibt die Frage: sind überhaupt Beeinträchtigungen die Folge, wenn man es mit dem Zähneputzen nicht so genau nimmt? Für ein Kind sind Zahnschmerzen als Spätfolge eines Loches in weiter Ferne und wenig bedrohlich.

Folgende Erkenntnisse sind zu beachten:
Erziehen heißt 100mal das gleiche sagen. Man behält 20% von dem, was man hört, 30% von dem, was man sieht, 50% von dem, was man hört, liest und sieht und 90% von dem, was man tut. Jedes Lob ermuntert. Das Wörtchen „muß" sollte sparsam verwendet werden, ein erhobener Zeigefinger wird nicht geschätzt.

Wenn ein Patient noch nie die Zähne gereinigt hat, wird er kaum täglich dreimal putzen. Es ist viel erreicht, wenn dies täglich *einmal* am Abend geschieht. Andernfalls ist die Diskrepanz zwischen dem wünschenswerten Leistungsbedarf und der individuellen Leistungsbereitschaft zu groß, was zu einem Bumerangeffekt führt.

Wie die Eltern, so ist sich die Helferin ihrer Wirkung als Vorbild oft nicht bewußt. Nicht nur in ihrem Mund, sondern im *Mund des Patienten* soll sie eine fortdauernde Aktivität bewirken! Die Helferin selbst muß von der Zweckmäßigkeit ihres Tuns überzeugt und damit zur Motivation des Patienten motiviert sein. Sie ist dann überzeugt, wenn sie selbst positive Erfahrungen mit der Mundhygiene gemacht hat. Wenn der Zahnarzt der *Reparateur* ist, dann wird sie zur *Bewahrerin* der Gesundheit.

Immer sind *positive* Informationen zur Motivation erforderlich. Man sollte daher darüber sprechen, daß Zahngesundheit ein Reichtum ist, den man zeigen und genießen kann, daß sie eine Chance ist, das Beste aus dem Leben zu machen, z. B. einen gewünschten Arbeitsplatz zu erhalten. Die Ursachen der Zahnerkrankung sind für den Jugendlichen einsichtig zu machen. Er braucht das Gefühl, selbständig und unabhängig entscheiden zu können, andernfalls besteht die Gefahr einer gewissen Resistenz oder Trotzhaltung gegenüber dem Vorwurf des Zahnarztes, man sei für die Zahnschäden ja selbst verantwortlich. Er sollte aus eigenem Entschluß bereit sein, auf seine Zähne zu achten, um daraus eine dauernde Gewohnheit zu entwickeln. Man muß also den Gewinn aus gesundheitsgerechtem Verhalten herausstellen: er realisiert sich in Lebenslust, Kraft und Leistungsfähigkeit. Ein strahlendes Gebiß zeugt von Kultur und Hygienebewußtsein. *Entscheidend* zur Motivierung kann bei vielen Patienten die Demonstration einer Blutung aus dem Zahnfleischsaum nach schonungsvoller Sondierung mit einer stumpfen Parodontalsonde beitragen. Diese Blutung wird eher als Krankheit empfunden, bei Karies ist dies nicht der Fall. Daher kann das Zähnebürsten bei einer Zahnfleischentzündung gut propagiert werden, denn es ist gerade jetzt notwendig, und ein Erfolg ist sehr schnell offenkundig. Die nach einer Zahngesundheitserziehung notwendigen Kontrollsitzungen sollten dem Patienten noch vorhandene Mängel seiner Mundhygiene bewußt machen. An Hand von Aufzeichnungen des jeweiligen Befundes kann er über die Fortschritte bei seinen Bemühungen orientiert werden. Dies erleichtert und bewirkt die erforderliche und andauernde Motivation für eine gründliche Mundhygiene (siehe hierzu „Belagentdecker, Plaqueindex und Sulkusblutungsindex", S. 103). Sehr eindrucksvoll und damit motivierend ist das Sichtbarmachen der lebenden Plaqueorganismen im Plaque-Videoskop. Bei solch einem Test von Verschmutzung, d. h. von Unsauberkeit zu sprechen, ist nicht nötig. Verschmutzung bedeutet mangelhafte persönliche Hygiene. Diese schreibt kaum jemand sich selbst, sondern höchstens anderen zu. Feststellungen dieser Art können als diskriminierend empfunden werden und sind keine Motivation! Besser ist es, Begriffe wie „starke" oder „schwache Belagsdichte" zu verwenden.

4. Medien als Lernhilfen

Medien haben für die Zahngesundheitserziehung ohne ein persönliches Gespräch und eine daraus resultierende Aktivität wenig Wert. Der Patient muß die Führung durch den Berater spüren. Ein guter Film als Lernhilfe z. B. soll:

- Die Aufmerksamkeit des angesprochenen Personenkreises wekken.
- Eine ausreichende, zutreffende und verständliche Information geben.
- Die Zuschauer nach Zeitdauer und Inhalt nicht überfordern.
- Zu erkennbaren Wirkungen bzw. Handlungen führen.

Allein schon das unterschiedliche Lebensalter der Zuschauer macht große Schwierigkeiten, diese Forderungen zu erfüllen; deshalb ist eine Differenzierung nach Alters- bzw. Interessengruppen erforderlich. Voraussetzung einer erfolgreichen Zahngesundheitsvorsorge ist die Realisierung von drei Faktoren. Zum besseren Verständnis werden sie mit jenen, die beim Erwerb des Führerscheins maßgebend sind, verglichen:

- Erkenntnismäßige (kognitive) Faktoren. Sie bedeuten beim Führerschein die Kenntnis der Straßenverkehrsordnung.
- Sachliche (pragmatische) Faktoren. Sie bedeuten die Übung des aufeinander Abstimmens von Arm- und Beinbewegungen beim Fahren. Diese Faktoren können im Film lediglich beispielhaft gezeigt werden, die notwendige praktische Übung des Zuschauers müßte nachfolgen.
- Gefühlsmäßige (emotionale) Faktoren. Beim Erwerb des Führerscheins ist der Wunsch, Autofahren zu können, und in der Zahn-

gesundheitsvorsorge der Wunsch nach Wohlergehen, gutem Aussehen, körperlicher Leistung usw. ausschlaggebend.

Festzustellen ist, daß emotionale Eindrücke länger andauern als verstandesgemäße. Bei Kindern müssen vor allem die Elemente des Spielerischen, des Unterhaltenden vertreten sein (z. B. der Tonfilm „Karius und Baktus").

Auf jeden Fall erfordern Filme, die der Zahngesundheitsvorsorge dienen sollen, (entsprechend dem Personenkreis) vor, nach oder sogar während der Vorführung eine oder unter Umständen mehrere Erläuterungen oder noch besser ein Gespräch. Im anderen Fall wird der Film als Zeitvertreib und Unterhaltung konsumiert, ja als Flucht aus der Wirklichkeit. Das beste Beispiel hierzu ist das Fernsehen, welches diese Tendenz fördert und damit „Videoten" züchtet. Die passiv vom Zuschauer erlebten Handlungen haben immer eine Distanz zur Wirklichkeit. Jede Möglichkeit zur Kommunikation fehlt (mit Ausnahme bei Filmen mit Quizfragen, die mündlich oder schriftlich zu beantworten sind).

Aus diesem Grund wäre vielleicht auch der Stummfilm vorzuziehen, damit ein Berater zusätzliche Erläuterungen geben kann, ja muß. Das ist auch der wesentliche positive Aspekt von Dia-Serien, die immer eine Erläuterung notwendig machen und zu einem Gespräch führen können. Hinzu kommt, daß Dia-Serien jederzeit dem aktuellen Stand angepaßt werden können.

Zu empfehlen sind ferner selbsterarbeitete Stehbildgeschichten und vor allem die Verwendung von Haftdarstellungen (siehe auch S. 73). Sie sind geeignet, bei Kindern im Vorschulalter und in der Grundschule die notwendigen Kenntnisse über die Vorbeugung von Gebißerkrankungen und deren Folgen praktisch einzuüben und verständlich zu machen. Sprachbarrieren werden leichter überwunden, auch das schwächere Kind kann sich aktiv beteiligen. Die Haftdarstellungen zeigen verschiedene Motive, die von den Kindern selbst – schöpferisch – unter Beachtung der gegebenen Anweisungen an der Hafttafel angebracht werden. Entsprechend dem individuellen gedanklichen Ablauf und dem Verständnis eines Kindes bauen sie sich in langsamer Folge schrittweise auf und sind damit interessanter als fertige Bilder. Eine anschließende kritische Würdigung führt zu einer weiteren Vertiefung des Themas. Spätestens jetzt erkennt man bei den Kindern zeitliche oder inhaltliche Überforderungen oder fehlendes Verständnis. So werden Wiederholungen zur Notwendigkeit.

Zeichnungen an der altvertrauten Schultafel wecken oft durch ihr langsames Entstehen das Interesse der Unaufmerksamen. Ausschlaggebend für den Erfolg bei der Verwendung von Medien jeder Art ist die Tatsache, daß praktische Erfahrungen vom Kind nur durch eigene Handlungen gesammelt werden können; erst damit wird die Verhaltensweise beeinflußt.

Besonderheiten von Karies und Zahnbetterkrankungen

Vorbemerkung

Zwischen Karies und Fettleibigkeit besteht eine Ähnlichkeit, denn beide sind Folgen von Ernährungsfehlern. Abhilfe wäre an sich leicht möglich, jedoch

- Der Erkrankte, bzw. bei Kindern die Mütter wollen Ernährungsfehler nicht zugeben.

- Der Fettleibige sagt: Veranlagung oder hormonale Störung.

- Der Zahnkranke sagt: Vererbung oder Kalkmangel.

Beides trifft nur in den seltensten Fällen zu. Es ist eine Illusion zu glauben, normübliches Verhalten leicht ändern zu können (z.B., daß Kinder nicht naschen). Man kann ja abnormes Verhalten ebenfalls kaum ändern, z.B. Alkohol- und Nikotinmißbrauch.

I. Die Verbreitung der Karies und ihre Besonderheiten

In den Industrieländern sind 90 bis 100% der Bevölkerung zahnärztlich behandlungsbedürftig oder bereits behandelt.
Nach Prof. Dr. *Wiedemann* (Würzburg) sind über 90% der Schulanfänger bereits an Karies erkrankt.
Gemäß den Zielen der Weltgesundheitsorganisation (WHO) sollen im Jahr 2000:

- 50% der 5- bis 6jährigen kariesfrei sein.

- Weltweit die 12jährigen lediglich einen DMF-Index von nicht mehr als 3 aufweisen.

- 85% der Bevölkerung bis zum 18. Lebensjahr noch alle Zähne besitzen.

- Die gegenwärtige Zahl der zahnlosen 35- bis 44jährigen auf 50% gesenkt werden.

- Die gegenwärtige Zahl der zahnlosen 65jährigen um 25% reduziert werden.

Die Buchstaben bedeuten: d oder D decayed = kariös, m oder M missing = fehlend, f oder F filled = gefüllt und t oder T tooth = Zahn. Große Buchstaben werden für die bleibenden Zähne und kleine für die Milchzähne verwendet. Dieser DMFT-Index bzw. dmft-Index ist der zahlenmäßige Ausdruck des Kariesbefalls oder der Kariesverbreitung an den bleibenden Zähnen bzw. den Milchzähnen. Er ist die Summe der kariösen, fehlenden und gefüllten Zähne einer einzelnen Person oder die Durchschnittszahl einer Bevölkerungsgruppe. Dabei schließt M bzw. m nur die Zähne ein, die infolge Karies verlorengingen. Beim DMFS-Index werden nicht die erkrankten Zähne (T), sondern die erkrankten Zahnflächen (S = Surface) gezählt. Das Maximum des DMFS-Index beträgt ohne die Weisheitszähne 128. Mitunter werden noch die Buchstaben E = Extraktion, K = Karies und F = Füllung verwendet. Untersuchungsbefunde von Gruppen sind in alters-, geschlechts-, rassen- und berufsspezifischen Durchschnittszahlen angegeben.

Die Karies ist wie eine Seuche verbreitet. Sie kann als atypische Infektionskrankheit aufgefaßt werden. Denn sie verläuft ohne Entzündung und hat keine Inkubationszeit. Die Haupterreger sind Bakterien (Streptococcus mutans).
Eine Frühdiagnose ist in der Regel ohne besonderen Aufwand möglich. Gegebenenfalls sind Röntgenaufnahmen erforderlich.
Der Verlauf der Karies wird im Frühstadium nur unterschwellig bewußt, da in der Regel lediglich eine unbedeutende Schmerzempfindung eintritt.
Im Frühstadium ist eine sichere Therapie, d. h. Wiederherstellung des Zahnes, möglich.
Es gibt keine Selbstausheilung. Ohne Behandlung ist der erkrankte Zahn verloren, es gibt keinen Bagatellschaden.

II. Die Verbreitung der Zahnbetterkrankungen und ihre Besonderheiten

Rund 70 bis 80% der Bevölkerung leiden in irgendeiner Form an Zahnbetterkrankungen, bereits 54% der Schulanfänger haben eine Gingivitis. Ihre wesentlichste Ursache sind die am Zahnfleischrand und auf den Zähnen haftenden Beläge, die für die Entstehung der Karies die ausschlaggebende Rolle spielen. Auch gelten die für die Kariesentstehung angeführten Besonderheiten in nahezu gleicher Weise für die Zahnbetterkrankungen (Parodontopathien).

Bei *beiden* Erkrankungen gibt es eine Heilung im Sinn einer völligen Wiederherstellung des früheren Zustandes (restitutio ad integrum) nicht. Der Unterschied besteht darin, daß Karies nur auf die Zahnhartsubstanzen beschränkt ist, während die marginalen Parodontopathien eine Vielzahl von Geweben umfassen, die auch bei der Therapie eine Vielzahl von Maßnahmen notwendig machen.

Voraussetzungen für die Entstehung von Karies und Zahnbetterkrankungen

Man unterscheidet ursächliche Faktoren und beeinflussende Faktoren.

I. Ursächliche Faktoren

Kariöse Defekte (Läsionen) sind außen an der Zahnhartsubstanz (Wirtsfaktor) beginnende Entkalkungsvorgänge, die unterminierend fortschreiten. Sie entstehen unter einem Belag von Mikroorganismen (Plaque), in dem Zucker zu sauren Stoffwechselprodukten vergoren wird. Die „Lebensäußerungen" von Mikroorganismen sind Stoffwechsel und Vermehrung. Die entmineralisierende Säurebildung und die sich anschließende Zerstörung der organischen Bestandteile von Schmelz und Zahnbein sind abhängig von der Verweildauer (Zeitfaktor) und der Häufigkeit der Zufuhr der den Ausschlag gebenden zuckerhaltigen Nahrungsmittel (Substratfaktor, Nährboden).
Voraussetzungen für das Entstehen der kariösen Schäden sind vier ursächliche Faktoren.

1. Der Wirt (Zahn)

Der Belag (Bakterienrasen) muß einen Platz am Zahn finden. Ohne Zahn gibt es keine Karies.

2. Die kariogenen (Karies verursachenden) Mikroorganismen

Ohne Mikroorganismen im Belag gibt es keine Karies.

3. Der Nährboden

Ausreichender und oft genug geeigneter Nährboden, d. h. Zucker für das Endprodukt des Bakterienstoffwechsels (Vergärung zur Säure), muß vorhanden sein. Die ebenfalls bei diesem Stoffwechsel aus einem zuckerfreien Substrat produzierten Stoffe (es sind Toxine, Antigene und Enzyme) führen, wenn der Belag nicht entfernt wird, zu Zahnfleischentzündungen (Gingivitiden, marginale Parodontopathien).

Toxine sind Gifte bakteriellen Ursprungs, Antigene sind Stoffe, die nach parenteraler Einverleibung (unter Umgehung des Magen-Darm-Kanals) spezifische Antikörper erzeugen, und Enzyme (Fermente) sind in lebenden tierischen oder pflanzlichen Zellen gebildete Eiweißkörper, die den Stoffwechsel ermöglichen und beeinflussen.

4. Die Zeit

Die Säurebildung muß an einer bestimmten Stelle des Zahnes eine bestimmte Zeit, d. h. lang genug, andauern oder entsprechend häufig auftreten. Das ist die Gesamtdemineralisationszeit pro Tag (Zeitfaktor). Dieser Prozeß verläuft sehr langsam. Am Zahn entsteht dann ein weißlicher oder bräunlicher Fleck, zunächst als Schmelzkaries (initiale Läsion); weiterschreitend entwickelt sich die Dentinkaries, das „Loch" im Zahn.

Fehlt eine dieser 4 Grundvoraussetzungen (Abb. 1) oder sind sie in bestimmtem Ausmaß abgeschwächt (die 4 Kreise schließen dann keine gemeinsame Fläche ein), entsteht keine Karies. Die Karies ist also eine multikausale Erkrankung (Erkrankung mit vielen Ursachen). Im wesentlichen ist sie eine Verhaltenskrankheit bezüglich Ernährung und Mundhygiene.

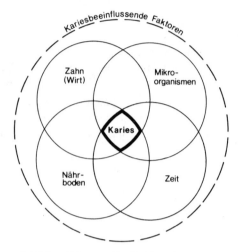

Abb. 1 Die vier ursächlichen Faktoren für die Entstehung von Karies. Wichtigster kariesbeeinflussender Faktor ist der Speichel

Beweise für die ursächlichen Faktoren

Dargestellt werden verschiedene Tatsachen, die den zweifelnden Patienten davon überzeugen können, daß es keine Karies ohne Bakterien oder ohne Kohlenhydrate (Zucker) oder ohne Kontakt der Nahrung mit den Zähnen gibt oder daß ein Zahn kariesfrei bleibt, wenn Bakterien fehlen.

a) Die Karies der Ratte ist ähnlich der Karies des Menschen. Bei einer Schmelzdicke des Rattenzahnes von etwa 1/10 mm ist bei zuckerhaltigem Futter bereits nach 4–6 Wochen Karies feststellbar. Ihr Umfang ist von der Häufigkeit der Futteraufnahme abhängig (Zeitfaktor).

b) Mit Kaiserschnitt entbundene Ratten erkranken trotz Zuckerfütterung bei steriler Aufzucht nicht an Karies (Fehlen der Mikroorganismen), ebenso erkranken normal aufgewachsene Tiere mit der üblichen Mundflora nicht bei Zuckerfütterung mit einer Schlundsonde (kein Kontakt mit dem Zahn).

c) Bei parabiotischen Ratten (zwei im Kreislauf vereinigte Tiere) erkranken nur die Zähne der mit Zucker gefütterten Ratte (Kontakt mit dem Zahn).

d) An erblicher Fruchtzuckerunverträglichkeit (*h*ereditäre *F*rukto-se*i*ntoleranz = HFI) erkrankte Menschen vertragen keinen Frucht-zucker (Fruktose) und damit auch nicht geringe Mengen Zucker (Erbrechen, Zittern, Bewußtlosigkeit), jedoch Stärke (Teigwaren, Brot, Reis, Kartoffeln). Infolge dieser zuckerfreien Nahrung haben sie kaum Karies im Gegensatz zu gesunden Geschwistern mit dem üblichen Zuckerkonsum (Nährboden). Siehe Ernährungslenkung (Seite 60).

e) In beiden Weltkriegen ging durch den Mangel an Schleckwaren und vor allem an klebrigen, gesüßten Backwaren der Kariesbefall stark zurück (Nährboden Zucker und Zeitfaktor).
Im Gomser Hochtal (Kanton Wallis) gab es 1930 noch 33% karies-freie Schulkinder. Nach seiner Erschließung waren durch die Ein-führung verfeinerter, d. h. zuckerhaltiger Lebensmittel nur noch 2,3% ohne Karies.

f) In Ernährungsmangel-Gebieten findet man trotz ungenügender Zufuhr von Eiweiß, Vitaminen und Mineralstoffen kaum Karies. Charakteristisch ist hier die seltene Nahrungsaufnahme und der feh-lende Zucker. Lebensbedrohender Mangel führt zu strukturell min-derwertigem, jedoch nicht weichem Zahnschmelz.
Untersuchungen der dreißiger Jahre in Westpakistan wurden durch den dortigen hochgradigen Mangel an Vitaminen, Kalzium, Fett und Eiweiß bei einseitiger Reis-, Mais- und Weizenernährung ver-anlaßt. Zweihundert Kinder im Alter von 13 bis 17 Jahren wurden in schwer-, leichtrachitische und symptomfreie Gruppen eingeteilt. Im Durchschnitt fand man in der 1. Gruppe 1,39, in der 2. Gruppe 1,7 und in der symptomfreien Gruppe 1,52 schlechte Zähne (*Kö-nig*).

g) Eine schwedische Studie (Vipeholm-Studie, 1947–1951) zeigte bei 435 Heiminsassen über fünf Beobachtungsjahre, daß der Karies-zuwachs abhängig ist von der Zahl der süßen Zwischenmahlzeiten, also von der Gesamtzeit pro Tag, in der die Säure auf den Zahn einwirkt (Zeitfaktor), nicht aber von der Menge der einzelnen Mahlzeiten.

h) Die Säurebildung kann durch eine pH-Elektrode gemessen werden (intraorale Radiotelemetrie). Mit einem Empfänger wird das durch die Säurebildung *sofort* nach Zuckergenuß ausgelöste Signal des Senders aufgefangen (Abb. 2).

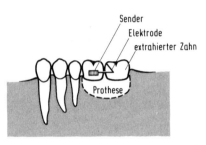

Abb. 2 Intraorale Radiotelemetrie zum Nachweis der Säurebildung. Der Patient trägt eine Teilprothese, er ist in seinen Eßgewohnheiten nicht eingeschränkt. Mit der in einem extrahierten Zahn (natürliche Bedingungen) eingebauten Elektrode wird der direkt am Schmelz registrierte pH-Wert über den Radiosender gemeldet. Das kritische Niveau liegt bei 5,5

i) Der infolge von Diät verminderte Kariesbefall bei an Diabetes erkrankten Kindern beweist die ausschlaggebende Rolle des Zukkers (Nährboden). Dies trifft nur zu, wenn die Zuckerkrankheit sehr früh, vor dem Beginn eines Kariesbefalls, entdeckt wird.

II. Beeinflussende Faktoren

Die folgenden Faktoren sind keine Voraussetzung der Karies (ursächliche Faktoren), nehmen jedoch Einfluß auf ihren Verlauf. Sie verstärken oder vermindern die ursächlichen Kariesfaktoren:

- *Der Speichel*, seine Menge und Zusammensetzung.

- Die Zahn*form*, Zahn*struktur* und Zahn*stellung*.

- Die *Aktivität* der Zungen- und Wangen*muskulatur.*
- *Beruf* und *soziale Lage.*

Die beeinflussenden Faktoren sind individuell verschieden und unterschiedlich wirksam, erblich oder umweltbedingt und nicht oder nur in beschränktem Umfang zu ändern. Für den Laien erscheinen sie als eine Voraussetzung der Karies, dadurch entsteht die nur sehr begrenzt zutreffende Auffassung von einer Vererbung der Karies. Die Vererbung ist nicht Schicksal, sondern ein drohendes Übel, das nur dann eintritt, wenn ursächliche und beeinflussende Faktoren gegeben sind.

III. Einzelheiten zu den ursächlichen und den beeinflussenden Faktoren

1. Die Zahnhartsubstanz (Wirtsfaktor)

Die dem Mundmilieu ausgesetzte Zahnhartsubstanz ist der Schmelz. Er überzieht die ganze Zahnkrone und besteht in seinem anorganischen Anteil mit ca. 97% aus Apatit, einem wasserunlöslichen Kalziumphosphat (Hauptbestandteil des Knochens) in Kristallgitterstruktur. Dabei handelt es sich um sechskantige Kristallite in den Schmelzprismen, die aus einer Mischform von Hydroxylapatit, Carbonatapatit und Fluorapatit bestehen (Abb. 3). Je mehr Fluorapatit in ihnen enthalten ist, um so widerstandsfähiger ist der Schmelz. Im sauren Milieu, also bei hoher Wasserstoffionenkonzentration (pH unter 5,5) wird das Kalziumion aus dem Kristallgitter des Apatits verdrängt; die Entkalkung beginnt. Ferner finden sich 1% organische Stoffe (z.B. Eiweiß) und 2% Wasser in der Kittsubstanz, die die Prismen verbindet. Der Schmelz ist auch für verschiedene wasserlösliche Stoffe geringfügig durchlässig, z.B. für Fluoride, Phosphate und Säuren. Seine Dicke beträgt etwa 1 mm.

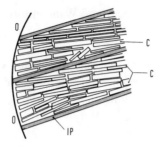

Abb. 3 Zwei Schmelzprismen, gefüllt mit Kristalliten.
O = Oberfläche, C = Kristallite, IP = Bereich zwischen den Prismen, ausgefüllt mit Flüssigkeit (J. Arends)

Die Zahnanlage der bleibenden Zähne wird im Verlauf von rund zwei Jahren mineralisiert, das ist die Zeit der primären Mineralisation. Ihr folgt bis zum Durchbruch des Zahnes nach etwa vier Jahren die präeruptive Reifungsphase (Nachreifung; siehe auch Seite 129).

2. Die Mikroorganismen der Mundhöhle – Belagbildung

Diese Kleinstlebewesen sind überall in der Mundhöhle verbreitet. Zwei Hauptverbreitungsgebiete sind:

- die Schlupfwinkel (Retentionsstellen), also Zahnfleischrand, Zahnzwischenräume, Grübchen und Furchen im Zahn. Die Retentionsstellen sind die bevorzugten Stellen (Prädilektionsstellen) der Karies (siehe S. 42);

- die Zungenoberfläche (furchenreich).

Bei einer gesunden Mundflora (Gesamtheit der Mikroorganismen) sind die verschiedenartigen Mikroorganismen in einem Gleichgewicht. Sie heften sich als Beläge (Plaque, Bakterienrasen) an den Zahn. Die Beläge bestehen zu 70% aus lebenden und abgestorbenen Mikroorganismen und deren Stoffwechselprodukten (eine polysaccharid- und glykoproteinreiche Matrix), zu 30% aus Speichelbestandteilen, Epithelzellen und Wasser. 1 mg Naßgewicht Belag enthält 100–500 Mill. Bakterien. Es sind u. a. kugelförmige (Kokken), schraubenförmige (Spirillen) Bakterien, Spirochäten und die wohl am raschesten säurebildenden Streptokokken.

Viele der Mikroorganismen bauen als normale Stoffwechselleistung Zucker zu Milchsäure ab. Der Vorgang geht in Abwesenheit von Sauerstoff vor sich, er fehlt in der Tiefe der Plaque und heißt Milchsäuregärung. Bei der alkoholischen Gärung dagegen werden Zucker durch Hefe in Alkohol und Kohlendioxid zerlegt. Die gebildete Milchsäure entmineralisiert (entkalkt) den Schmelz und führt zur kariösen Verletzung (Läsion). Der organische Gerüstanteil (Eiweißverbindungen) des Schmelzes und Dentins wird ebenfalls von Bakterien abgebaut, d. h. zerstört.

Weitere Stoffwechselleistungen sind der Aufbau von andersartigen Zuckern (intrazelluläre und vor allem extrazelluläre *Poly*saccharide = EPS), das sind innerhalb und außerhalb der Bakterienzellen gebildete Zucker. Sie haften als klebrige, schleimige Substanz fest an der Zahnoberfläche, tragen zusätzlich durch Wasseraufnahme infolge Quellfähigkeit entscheidend zur Dicke der Beläge bei und verhindern den Sauerstoffzutritt, wodurch die Gärung aufrechterhalten bleibt und die gebildete Säure am Schmelz festgehalten wird (solche EPS verengen z. B. auch die Rohrleitungen in Zuckerfabriken).

Die neu gebildeten Zucker (Dextrane und Lävane) können zum Teil wieder zu Milchsäure abgebaut werden. So sind die Beläge gleichzeitig Haftstoff, Gerüst und Nahrungsvorrat für die Mikroorganismen. Die Säurebildung beginnt bei der Aufnahme von Mono- und Disacchariden sofort, hat einen Höchstwert nach 20 Minuten und dauert etwa 50 Minuten an (Abb. 4).

Die Mikroorganismen des Speichels stammen vor allem aus der Zungenoberfläche. Sie werden beim Kauen harter Nahrung abgescheuert. Ihre Konzentration im Speichel beträgt $\frac{1}{10\,000}$ der in der Plaque.

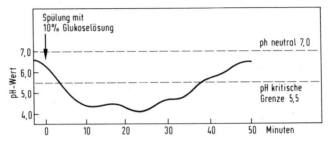

Abb. 4 Säurebildung nach der Zuckeraufnahme bei bereits vorhandenem Belag. Die Säurebildung beginnt sofort, d. h. der pH-Wert sinkt unter das kritische Niveau von 5,5. Die Ansäuerung erreicht den Höchstwert nach 20 Minuten und dauert etwa 50 Minuten (Th. Kerschbaum). Siehe auch Abb. 53

a) Vorgang der Belagbildung

1. Tag: Ein nicht sichtbares Eiweiß(Muzin)-Häutchen aus dem Speichel, auf dem sich bereits Streptokokken ablagern. Es bildet sich innerhalb von Minuten auf einer völlig gereinigten Zahnoberfläche. *2. Tag:* Besiedlung mit Mikroorganismen. Dabei lagern sich Epithelzellen, Speichelbestandteile und Nahrungsrückstände ab. Das ist ein loser, weißlich-gelblicher Belag und ein Produkt zufälliger Anhäufung und als sogenannte „Materia alba" noch leicht zu entfernen. Bemerkenswert ist die Wachstumsaktivität der Bakterien durch ihre halbstündlich erfolgte Teilung. *3. Tag:* Bildung eines wasserunlöslichen Bakterienrasens = Belagbildung = Plaquebildung. Es sind lebende und abgestorbene Mikroorganismen, ihre Stoffwechselprodukte, u. a. EPS, Speichelbestandteile und Epithelzellen.

b) Folgen der Belagbildung

Die Mineralisierung des Belags beginnt durch die Bildung von Kalziumphosphat aus den Kalksalzen des Speichels, besonders in der Nähe der Ausführungsgänge der großen Speicheldrüsen, und damit die Zahnsteinbildung. Sie läßt neue Haftstellen (Retentionsmöglichkeiten) entstehen und begünstigt die Belaganhäufung. Der mechanische Reiz, vor allem aber die im Belag gebildeten Giftstoffe

(Toxine, Enzyme und Antigene) führen zur Schädigung der Gingiva. Dann ist z. B. das Auslösen einer Blutung mit stumpfer Sonde am Zahnfleischsaum (Sulkus) möglich. Ein gesundes Zahnfleisch blutet bei Berührung nicht. Evtl. kommt es auch zum Verlust der Stippelung (Struktur) der Gingiva. Die stärkste krankmachende Wirkung erreichen die Beläge bereits nach 2 Tagen. Die Plaque ist die Ursache der Gingivitis. Aus ihr entwickelt sich nach unterschiedlicher Zeitdauer die Parodontitis.

Gingivitis und der ihr folgende marginale Parodontalinfekt sind also notwendige Vorstufen der Parodontitis, sie spielen eine ausschlaggebende Rolle.

Der Zahnhalteapparat (Parodont) besteht aus dem Zahnfleisch, dem knöchernen Zahnfach (Alveole) und der Wurzelhaut. Letztere verankert den Zahn in der Alveole mittels Fasern vom Kieferknochen zum Zahnzement. Dadurch ist eine geringfügige elastische Beweglichkeit der Zähne beim Kauakt möglich.

Ein Schwachpunkt im Aufbau des Parodonts ist das dünne Saumhäutchen (Saumepithel) an der marginalen Gingiva; es verbindet die Gingiva mit der Zahnoberfläche im Zahnfleischsaum (Abb. 5). Das Saumepithel ist stark wasserhaltig und durchlässig für Toxine

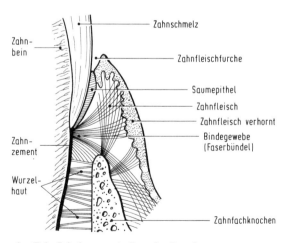

Abb. 5 Gesunder Zahnfleischsaum. Aufbau des Parodonts

der Belagbakterien. Diese wirken als Antigen und führen zur Gingivitis – sie verläuft im Gegensatz zur Karies verhältnismäßig schmerzlos – und in der Folge zur Parodontitis.

Das Fortschreiten des Vorganges wird beschleunigt durch Funktions- und Belastungsstörungen (Knirschen, Pressen, krampfhaftes Zusammenbeißen, gekippte und gewanderte Zähne, Zahnlücken), ungünstige Reaktionslage, endogene Störungen (hormonal bedingt, Lebererkrankungen, Stoffwechselstörungen, Blutkrankheiten, Vitaminmangel, Arzneimittel) und lokale Reizmomente, vor allem durch überstehende Füllungs- und Kronenränder und Zahnstein. Insgesamt sind das die den Verlauf der Parodontitis beeinflussenden Faktoren (Abb. 6).

Die Parodontose zeigt keine Entzündung. Das Zahnfleisch schrumpft und der Kieferknochen schwindet. Nur etwa 5% der Zahnbettkranken leiden an dieser Form, die im allgemeinen sehr

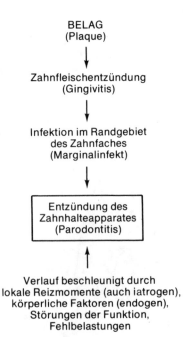

Abb. 6 Ursächliche und beeinflussende Faktoren der Parodontitis

langsam verläuft. Durch die Abbauvorgänge am Zahnfleisch und im Zahnfach bilden sich leicht Schmutznischen, die bei ungenügender Mundhygiene ebenfalls zur Gingivitis und in der Folge zur Parodontitis führen können.

Die Parodontitis erfaßt in einer andauernden Entzündung, die oft schmerzlos verläuft, alle Gewebe des Zahnhalteapparates. Mit der Zeit zerstört sie das knöcherne Zahnfach, was im Endstadium zum Verlust des Zahnes führt. Dann entleert sich auch Eiter aus den Zahnfleischtaschen.

Bei jeder Behandlung der Parodontitis ist – ergänzend zu den zahnärztlichen Maßnahmen – die intensive Zahn- und Mundpflege durch den Patienten eine unabdingbare Notwendigkeit. Andernfalls sind lokale und funktionelle Behandlungen sowie chirurgische Eingriffe sinnlos. Die plaqueverursachten Gingivitiden wie die Gingivitis simplex (einfache Gingivitis), auch Schmutzgingivitis genannt, und der beginnende Kariesdefekt sind reversibel (umkehrbar) durch intensive Zahnreinigung.

Die unterschiedlichen Erscheinungsformen der oberflächlichen Zahnfleischentzündungen (Gingivitiden) und der Mundschleimhautentzündungen (Stomatitiden) erfordern eine exakte Diagnose durch den Zahnarzt. Mechanische, thermische, chemische, bakterielle, innersekretorische (Pubertät, Schwangerschaft), medikamentöse Einflüsse wie auch allgemeine Erkrankungen können eine ursächliche und beeinflussende Rolle spielen. Die Voraussetzung jeder erfolgreichen Behandlung ist jedoch immer eine einwandfreie Mundhygiene. Aus Angst vor dem Bluten und dem Berührungsschmerz bei einer Gingivitis wird gerade das Zähneputzen oft mangelhaft und selten ausgeführt.

c) Arten von Zahnstein

- *Supragingivaler Zahnstein* (oberhalb des Zahnfleischrandes haftend) ist verkalkte (mineralisierte) Plaque durch Ausfällung von Kalksalzen aus dem Speichel und mäßig hart. Bei Menschen, die rasch Zahnstein bilden, können bereits zwei Tage alte Plaque Mineralisationszentren aufweisen.

• *Subgingivaler Zahnstein* (unter dem Zahnfleisch haftend, auch subgingivale Konkremente genannt) bildet sich im Bereich des Sulkus (Sulcus gingivae, Zahnfleischsaum) als Folge der Gingivitis aus dem entzündlichen Taschensekret (Sulcus fluid) und dem Blutserum. Voraussetzung ist ein Belag am Zahnhals, der in die durch die Entzündung entstandene Tasche hineinwächst (Abb. 7). Die Konkremente werden durch die Einlagerungen von Kalksalzen in Form von sehr harten (kristallisierten) und durch Fasern der Wurzelhaut festhaftende Ablagerungen gebildet. Dieser sogenannte subgingivale Zahnstein ist eine sekundäre Erscheinung, er ist nicht Ursache, sondern Folge der Taschenbildung. Eine evtl. Verfärbung stammt von Blutresten aus dem Taschensekret. Unvollständige Zahnsteinentfernung beschleunigt die Neubildung der Konkremente. Bei der Zahnreinigung drückt die Zahnbürste das Zahnfleisch gegen die verbliebenen scharfen Konkrementkanten und unterhält die Zahnfleischentzündung (Abb. 8).

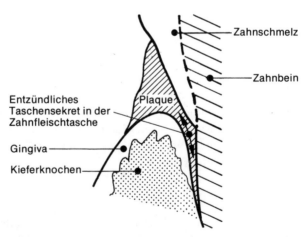

Abb. 7 Zahnfleischtasche mit Zahnbelag am Zahnhals. Die Plaque ist extrem vergrößert gezeichnet

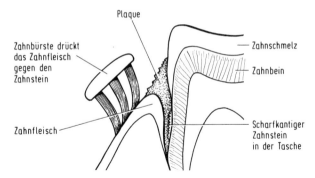

Plaque

Zahnbürste drückt
das Zahnfleisch
gegen den
Zahnstein

Zahnschmelz

Zahnbein

Zahnfleisch

Scharfkantiger
Zahnstein
in der Tasche

Abb. 8 Folgen der Zahnfleischtasche; Plaque/Zahnstein und Zahnfleischentzündung

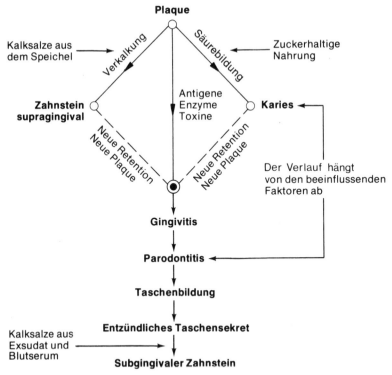

Plaque

Kalksalze aus
dem Speichel

Verkalkung

Säurebildung

Zuckerhaltige
Nahrung

**Zahnstein
supragingival**

Antigene
Enzyme
Toxine

Karies

Neue Retention
Neue Plaque

Neue Retention
Neue Plaque

Der Verlauf hängt
von den beeinflussenden
Faktoren ab

Gingivitis

Parodontitis

Taschenbildung

Entzündliches Taschensekret

Kalksalze aus
Exsudat und
Blutserum

Subgingivaler Zahnstein

Abb. 9 Mögliche Folgen der Plaque

Eine restlose Entfernung von supra- und subgingivalem Zahnstein sowie die Glättung der Wurzeloberflächen sind notwendig; eine sehr zeitraubende und schwierige Maßnahme! Unterbleibt sie, wie auch die Beseitigung der gröbsten Plaqueretentionsstellen, ist eine einwandfreie Mundhygiene des Patienten erfolglos. Seine aktive, anhaltende Mitarbeit erfordert die regelmäßige Kontrolle durch Recall. Siehe Abb. 9, mögliche Folgen der Plaque.

3. Der Speichel

Der Ruhe-pH-Wert des Speichels ist 6,7. Durch Befeuchten des abgetrennten Streifens eines Indikatorpapiers mit Speichel ist sein pH-Wert sekundenschnell an Hand einer Farbskala festzustellen. Empfehlenswert hierfür ist das Universal-Indikatorpapier Merck pH 1:10 in Rollenform. Der Speichel wirkt durch seine Menge und Zusammensetzung individuell unterschiedlich. Die unlöslichen Stoffe mit einem Anteil von 0,1% sind Epithelzellen, Leukozyten, Speisereste und Bakterien. Man unterscheidet wäßrigen (serösen) Spülspeichel (Ohrspeicheldrüse, Parotis) und schleimigen (mukösen) Speichel. Diese Mundflüssigkeit ermöglicht das Sprechen (Phonetik), erleichtert die Kauarbeit, klebt die Nahrungsteilchen in einen Speisebrei zusammen und macht sie für den Schluckakt schlüpfrig, wirkt leicht bakterizid, spült und reinigt die Mundhöhle. Speichel schützt die Schleimhaut vor Austrocknung. Mangel an Speichel führt zu Durstgefühl. Durch die Mundflüssigkeit gehen lösliche Nahrungsbestandteile in Lösung und bewirken eine Geschmacksempfindung. Sie verhindert durch die Übersättigung mit Kalksalzen das Auflösen des Zahnes. Damit wirkt sie auch wieder verkalkend (remineralisierend) und reifungsmineralisierend auf den jungen Zahn (siehe S. 41) und ist gleichzeitig ein Schutz vor mechanischen und chemischen Schädigungen. Man kann den Speichel als stark verdünnte flüssige Apatitphase, d. h. als flüssige Schmelzphase bezeichnen. Seine Wirkung auf den Zahnschmelz wird erschwert oder verhindert durch Plaquebildung. Das Speichelenzym Ptyalin baut Stärke zu vergärbarem Malzzucker ab.

Die reinigende Wirkung des Speichels hängt von seiner Sekretionsmenge und Zähflüssigkeit ab. Er löst nicht die Plaque auf, verringert jedoch die Zuckerkonzentration von Speisen entsprechend seiner Menge und zuckerabbauenden Enzymaktivität. Diese Menge
wiederum ist abhängig von der Konsistenz der Nahrung bzw. der
Kautätigkeit. Die Sekretionsmenge beträgt pro Tag durchschnittlich
0,7 Liter, im Schlaf (8 Stunden) 0,03 ml/min., im Wachzustand
0,47 ml/min. und beim Essen 2,5 ml/min. Im Schlaf wird also die
Zuckerkonzentration durch den extrem geringen Speichelfluß *nicht*
verringert (eine Reduzierung des Speichelflusses tritt auch bei
Strahlentherapie im Kopfbereich ein).
Die neutralisierende Wirkung des Speichels (Pufferkapazität) verringert die Säurekonzentration auf der Schmelzoberfläche. Plaque
erschwert oder verhindert dies. Ein minimaler Schmelzschaden
kann durch Speichel in einem langsamen Prozeß wiederverkalkt
(remineralisiert) werden. Abhängig ist dies vom zeitlichen Ablauf
der Säurebildung. Die Pausen zwischen den kariogenen Mahlzeiten
müssen lang genug sein. Sind sie kurz und wird die jeweils gebildete
Säure durch die Plaque auf der Zahnoberfläche festgehalten, dann
bleibt nur wenig oder gar keine Zeit für eine Remineralisierung.
Beim Durchbruch des Zahnes ist seine Mineralisation noch nicht
abgeschlossen. Die „posteruptive (nach dem Durchbruch) Reifungsmineralisation" ist nur möglich bei ungehindertem Zutritt des
Speichels, der durch Plaque oder bei sehr enger Zahnstellung erschwert wird. Durchbrechende Zähne stehen oft längere Zeit nicht
in Kontakt mit dem Gegenzahn (Antagonist), dadurch wird eine
Belagbildung begünstigt (Abb. 10).

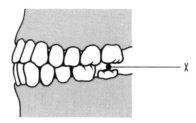

Abb. 10 Begünstigung der Belagbildung durch fehlenden Kontakt bei durchbrechenden Zähnen

4. Zahnform, Zahnstruktur und Zahnstellung

Sie können die Voraussetzungen für Retentionsstellen und damit zur Plaquebildung schaffen, z. B. tiefe Furchen (Fissuren), unvollkommene Ausbildung des Schmelzes (Hypoplasien), Zahnengstand, unterschiedliche Rauhigkeit der Schmelzoberfläche (Abb. 11).

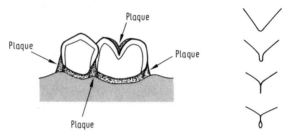

Abb. 11 Begünstigung der Belagbildung durch Engstand des Zahnes und Zahnform (links), durch spitzwinklige und kolbenförmige Furchen (rechts)

5. Tätigkeit der Zungen- und Wangenmuskulatur

Ihre Aktivität ist individuell verschieden und abhängig von der Kaumöglichkeit (harte, zum Kauen zwingende Nahrung), den Sprechgewohnheiten und der Mimik (Wangenmuskulatur). Die Zunge wirkt als „Scheuerlappen"; dadurch kann eine begrenzte mechanische Selbstreinigung von Speiseresten erfolgen.

6. Beruf und soziale Lage

Die berufliche und häusliche Situation beeinflussen die Ernährung, die Eßgewohnheiten und die Möglichkeit der Prophylaxe, vor allem die Mundhygiene. Zu denken ist dabei an Berufe wie Konditoren und Bäcker, Beschäftigte in der Süßwarenindustrie und im Verkauf solcher Waren. Kantinenessen, Schichtdienst, ungünstige sanitäre Wohnverhältnisse, gestörte häusliche Situation, fehlendes Vorbild,

Familienzahnbürste usw. begünstigen ebenfalls die Entstehung von Karies und Zahnbetterkrankungen.

IV. Kariesaktivität – Kariesinaktivität

Die Begriffe kariesanfällig und kariesresistent sind zutreffender durch die Bezeichnungen karieswirksam (kariesaktiv) und kariesunwirksam (kariesinaktiv) zu ersetzen. Auch der beststrukturierte und gegen den Säureangriff widerstandsfähige (fluoridreiche) Zahnschmelz wird kariös, wenn die ursächlichen und beeinflussenden Faktoren entsprechend wirksam werden. Der hohe Kariesbefall eines Patienten bedeutet nicht unbedingt eine Kariesanfälligkeit. Bei ihm führen die gegebenen ursächlichen und beeinflussenden Faktoren zu der Kariesaktivität. So kann zum Beispiel die Verweildauer des Zuckers in der Mundhöhle durch eine Verminderung der zuckerabbauenden Enzyme des Speichels (siehe S. 41) erhöht sein. Umgekehrt bedeutet ein geringer Kariesbefall keine Kariesresistenz (anlagemäßig bedingte Widerstandsfähigkeit), er kann durch die reduzierten ursächlichen Faktoren hervorgerufen sein, die zusammen mit den beeinflussenden Faktoren nur zu geringer oder keiner Säurebildung führen. Der Patient ist kariesinaktiv, aber nicht kariesresistent.

Diese Tatsache ist z. B. Ursache für den unterschiedlichen Kariesbefall bei etwa gleichaltrigen Geschwistern, die die gleiche Kost erhalten. Bei ihnen können Unterschiede bestehen in einem späteren oder langsameren Zahndurchbruch, in der Menge und Zusammensetzung des Speichels (Gehalt an Kalksalzen und Zucker abbauenden Enzymen), in der Zahnform, Zahnstruktur und Zahnstellung, in der Vorliebe für bestimmte Speisen, in den Eßgewohnheiten und in der Aktivität von Zunge und Wangenmuskulatur. Bei eineiigen Zwillingen sind die Abweichungen oft sehr gering, weil bei ihnen eine größere Anzahl von Faktoren übereinstimmt. Mikrobiologische Aktivitätstests sind eine Möglichkeit zur Beurteilung des individuellen Kariesrisikos.

V. Schwangerschaft und Gebißerkrankungen

Für die Bildung des Gebisses und des Skeletts des werdenden Kindes sind Kalksalze notwendig. Die Schmelzbildung seiner Milchzähne beginnt ab dem 4. Schwangerschaftsmonat. Die Kalksalze stammen aus der Nahrung der Mutter und können bei verminderter Zufuhr den Knochen der Mutter entzogen werden. Nie jedoch werden dadurch ihre Zähne entkalkt; ein Kind kostet die Mutter aus diesem Grunde keinen Zahn. Oft aber hat eine schwangere Frau andere Eß- und Lebensgewohnheiten. Mehr Süßigkeitenkonsum, mangelhafte Mundhygiene, öfteres Erbrechen und unterlassener Zahnarztbesuch haben vermehrte kariöse Läsionen zur Folge, die dann zum Zahnverlust führen können. Auch erhöhte Entzündungsbereitschaft der Gingiva in der Schwangerschaft führt oft zu Zahnfleischbluten und in der Folge zu einer eingeschränkten Mundhygiene. Dies ist wieder Ursache vermehrter Belagbildung und einer verstärkten Gingivitis.

Zur Gesunderhaltung der Zähne und des Zahnfleisches ist in dieser Zeit eine besonders sorgfältige Mundpflege notwendig, bei der die Bürstmassage der Gingiva wichtig ist. Jede schwangere Frau ist darüber eingehend zu informieren, eine befriedigende und dankenswerte Aufgabe für die Helferin als Mitarbeiterin des Zahnarztes.

Aufgabe des Milch- und bleibenden Gebisses, Folgen der Karies und des Zahnverlustes

Karies und Zahnverlust können Folgen für den Gesamtorganismus, das Kauorgan und die Psyche haben.

I. Mögliche Folgen von Karies und Zahnverlust für den Gesamtorganismus

1. Erkrankungen der Verdauungsorgane

Eine Beeinträchtigung des Kauvermögens wird zunächst nur als störend empfunden, kann aber wegen ungenügender Aufschließung oder Einspeichelung der Nahrung zu Erkrankungen der Verdauungsorgane führen. Der Betroffene wählt dann oft eine durch ihre Konsistenz oder Zusammensetzung nachteilige Ernährung. Es kommt zu einer negativen Wechselwirkung.

2. Herdkrankheiten

Krankheiten der Zähne, des Zahnhalteapparates und der Kiefer können Herdkrankheiten verursachen, d. h. sie können an einer anderen Stelle des Körpers Krankheiten auslösen (Nieren, Gelenke, Herz usw.). Dies geschieht entweder durch Bakterien und ihre Gifte über das Blut oder durch Einflüsse über die Nervenbahnen. Bis heute konnte eine wissenschaftliche Untermauerung des Herdgeschehens allerdings nicht gefunden werden.

II. Mögliche Folgen von Karies und Zahnverlust für das Kauorgan

Das Milchgebiß kann seine Aufgabe nicht mehr erfüllen, wenn es durch Karies und Zahnverlust geschädigt ist. Seine ständige Beanspruchung beim Kauakt ist von maßgebender Bedeutung für die richtige Entwicklung der Kiefer und ihre Stellung zueinander sowie für die regelrechte Stellung der nachfolgenden bleibenden Zähne. Ähnliche, jedoch nicht so weitreichende Folgen hat der Zahnverlust im bleibenden Gebiß.

1. Die Aufgabe des Milchgebisses als Platzhalter

Im Alter von 2½ Jahren sind in der Regel alle Milchzähne durchgebrochen. Sie werden später durch die bleibenden Zähne ersetzt und haben deren Platz freizuhalten. Bei vorzeitigem Zahnverlust sowie bei Approximalkaries (Karies am Kontaktpunkt zwischen zwei Zähnen) können die Nachbarzähne in die Lücken hineinkippen oder hineinwandern oder der Gegenzahn (Antagonist) kann hineinwachsen.

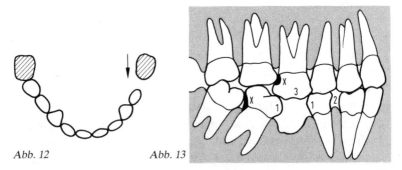

Abb. 12   *Abb. 13*

Abb. 12 Vorzeitiger Verlust des 2. Milchbackenzahnes. Der Sechsjahrmolar wandert in die Lücke nach vorn

Abb. 13 Wanderung der Nachbarzähne bei Zahnverlust. x = Karies durch festgesetzte Speisereste; 1 = durch Zahnverlust gekippte Nachbarzähne, dadurch Lücke auch bei 2; 3 = Gegenzahn (Antagonist) herausgewandert

Die wichtigste Aufgabe hat der zweite Milchmolar (Abb. 12). Sein vorzeitiger Verlust beeinflußt Stellung und Gesundheit des ersten bleibenden Backenzahnes (Sechsjahrmolar), und dieser ist wiederum für die Stellung und Ausrichtung aller später durchbrechenden bleibenden Zähne entscheidend (Abb. 13).

2. Die Aufgabe des Milchgebisses zur Erhaltung der Stützzone

Ein vorzeitiger Verlust der Milchbackenzähne oder eine ausgedehnte Karies der Kauflächen, bevor die Sechsjahrmolaren vollständig durchgebrochen sind, führt zum Verlust der Abstützung beider Kiefer gegeneinander. Das ist nachteilig für die Stellung und Ausrichtung der durchbrechenden bleibenden Zähne, vor allem der Frontzähne (Abb. 14).

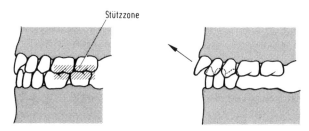

Abb. 14 Durch den Verlust der Backenzähne oder auch durch ausgedehnte Zerstörung der Kauflächen fehlt die Abstützung (Schraffur) im Seitenzahngebiet (siehe links). Eine solche Überlastung kann ein Vortreten (Protrusion) dieser Zähne verursachen (rechts)

Wenn die Funktion des Milchgebisses als Platzhalter und als Erhalter der Stützzone nicht gewahrt bleibt, sind die möglichen Folgen Gebiß- und Kieferfehlbildungen wie Engstand, Tiefbiß, Vortreten der oberen Frontzähne (Protrusion), Kompressionen usw., ferner vermehrte Belagbildung durch die erschwerte oder nicht mögliche Zahnreinigung; die Folge sind kariöse Defekte und Zahnbetterkrankungen.

Ursache und Wirkung gehen ineinander über, im Einzelfall ist die Feststellung der Ursache schwierig oder unmöglich. Die unterschiedlichen Folgen kann man durch die Verwendung entsprechender Haftdarstellungen verständlich machen (siehe Informationsmaterial, S. 151).

3. Die Mundatmung der Kinder, ihre Ursachen und Folgen

Die Mundatmung ist oft Ursache oder Folge einer gewohnheitsmäßigen offenen Mundhaltung, die wiederum in einer evtl. zeitweise behinderten Nasenatmung (wie bei Schnupfen) ihren Grund hat und bei einer vergleichsweise kurzen Oberlippe verstärkt auftritt. Der Betroffene ist sich seiner Mundhaltung nicht bewußt. Er macht den Eindruck des „staunenden Dummen", was durch aufgeworfene Lippen noch betont wird.

Eine weitere Ursache der Mundatmung ist der vorzeitige Verlust der Stützzonen und ein durch die dann erfolgte Protrusion der oberen Frontzähne erschwerter oder unmöglicher Lippenschluß; letzterer kann auch Folge einer Lutschprotrusion sein.

Durch drüsenähnliche Wucherungen (Adenoide) im Nasen- und Rachenraum sind mitunter die Nasenwege verlegt, dadurch wird die Mundatmung zwangsläufig bedingt. Diese Behinderung ist jedoch weitaus weniger oft der Fall als es besorgte Eltern glauben (Nachprüfung durch Zuhalten des Mundes).

Die Schlaflage des Säuglings hat ebenfalls Einfluß auf den Mundschluß. Bei Flachlagerung kann der Kopf nach hinten gebeugt sein. Dabei wird der Unterkiefer nach hinten und unten gezogen, wodurch der Mundschluß erschwert ist. Ab dem 4. Monat ist eine leicht zusammengerollte Seitenlage abwechselnd links und rechts zu empfehlen. Dabei ist der Kopf in der Regel gegen die Brust gesenkt. In Rückenlage wird durch ein flaches Keilkissen die Vorneigung des Kopfes gefördert.

Als weitere Folge der Mundatmung wird die Luft nicht wie bei der Nasenatmung gereinigt, angefeuchtet und angewärmt. Die Lippen trocknen aus, sind rissig und aufgesprungen, es kommt zu Zahnfleischentzündungen (Gingivitiden). Häufige Infekte im Nasen- und Rachenraum verursachen fieberhafte Erkältungskrankheiten, die das Kind belasten und sein Leistungsvermögen herabsetzen können. Bei der Mundatmung liegt die Zunge dem Unterkiefer und nicht mehr dem Gaumendach an. Das Gleichgewicht des Druckes von Zunge und Wangen und der funktionelle Reiz der Zunge auf das Gaumendach fehlen. Die möglichen Folgen sind Kieferfehlbildungen wie eine Kompression des Oberkiefers und damit eine Hebung des Gaumendaches, die zu einer Krümmung der Nasenscheidewand und weiterer Erschwerung der Nasenatmung führen kann (Abb. 15).

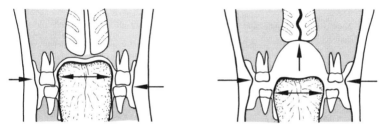

Abb. 15 Ruhelage der Zunge bei Nasenatmung (links) und bei Mundatmung (rechts). Das fehlende Gleichgewicht von Zungen- und Wangenmuskulatur führt zur Hebung des Gaumendaches (die Zunge liegt nicht mehr am Gaumendach an) und damit weiterer Erschwerung der Nasenatmung

Entsprechend den Ursachen der Mundatmung hat die Therapie und Vorbeugung zu erfolgen. Zur Vermeidung der gewohnheitsmäßigen Mundatmung brauchen die Kinder die Hilfestellung der Familie. Ein verabredetes Zeichen soll das Kind auf die „Unart" aufmerksam machen und nicht ein lauter Zuruf, durch den es sich bloßgestellt fühlen würde. Angezeigt sind Übungen zur Stärkung der mimischen Muskulatur und des Lippenschlusses, z. B. mit den Lippen einen Bleistift oder einen an einem Faden befestigten Knopf oder Anhänger festhalten, ansaugen von Zellstoff oder Seidenpapier, mit den unteren Frontzähnen auf die Oberlippe beißen, summen, pfeifen, Wattebällchen wegblasen, Seifenblasen machen, trinken mit Plastikröhrchen.

Eine sachkundige Information und Kontrolle durch Zahnarzt oder Helferin ist notwendig.

4. Das Lutschen, seine Ursachen und Folgen

Das Lutschen ist ein bereits dem Embryo angeborener Reflex und ein Bedürfnis für den Säugling, das durch Saugen an der Mutterbrust befriedigt wird. Die Muttermilch enthält wichtige Mineralstoffe, Enzyme und Immunkörper. Erhält das Kind Muttermilch, wird der Hang zu Süßigkeiten nicht durch eine zu sehr gesüßte Babynahrung gefördert, wie dies bei Flaschenkindern oft der Fall ist. Durch das Stillen, es ist ein Saugvorgang, wird der bei der Geburt in einer Rücklage befindliche Unterkiefer nach vorn bewegt, und die Kiefer sowie die Zunge werden entwickelt und gekräftigt (Abb. 16).

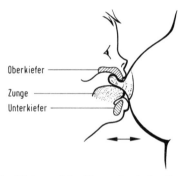

Oberkiefer
Zunge
Unterkiefer

Abb. 16 Kräftigung der Kiefer und der Zunge durch den Saugvorgang beim Stillen

Dabei ermüdet das Kind, es ist gestillt. *Flaschensauger* müssen die Verhältnisse an der Mutterbrust nachahmen. Der Sauger soll derb und kurz sein und in der Form der Brustwarze entsprechen. Die kleine Saugeröffnung soll an das Gaumendach zu liegen kommen. So ist das Kind gezwungen, stark und lang zu saugen, es kann sein Lutschbedürfnis befriedigen. Die Flaschenernährung mit ungeeigneten Saugern verleitet zum Lutschen (z. B. an den Fingern) und zur Kaufaulheit. Mitunter sind auch Kinder, die lange gestillt wurden, Lutscher.

Erst zu Beginn dieses Jahrhunderts verdrängte der industriell hergestellte Gummischnuller den handgefertigten Lutschbeutel. Das war ein Leinenflicken, der mit Zwieback, Semmel, Brot oder Zuckergebackenem gefüllt war, in Wasser getaucht wurde und in Fällen besonders liebender Zuneigung vorher von der Mutter oder Amme ordentlich zerkaut und eingespeichelt und dann dem Kind in den Mund gesteckt wurde.

Gelutscht wird an Schnullern, einzelnen oder mehreren Fingern, am Handrücken, Bettzipfel, Taschentuch usw. in einer oft ganz bestimmten Art und Haltung. Lutschen ist keine „Unart" und deshalb nicht zu bestrafen. Die meisten Kinder hören mit dem Lutschen von selbst auf. Wenn sich die Gewohnheit in den ersten beiden Lebensjahren verliert und keine Rachitis vorliegt, entsteht kaum ein Schaden. Bei den Naturvölkern, bei denen der Säugling im Tragetuch jederzeit auf sein Verlangen hin (free demand) an der Brust gestillt wird, sollen Lutschgewohnheiten unbekannt sein.

Siehe hierzu auch die instruktiven und vergnüglichen Abbildungen bei Wilhelm Busch in „Der Schnuller" aus „Schnaken und Schnurren".

Den Müttern, deren Kinder zum Lutschen neigen, ist der Kauf des NUK-Beruhigungssaugers (Abb. 17) und ab 1½ Jahren des NUK-Kieferformers zu empfehlen. Beide sind Turngeräte für Kiefer und Zunge, sie kommen dem Lutschbedürfnis entgegen. Sie ersetzen

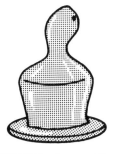
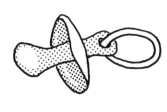

Abb. 17 NUK-Flaschen- und Beruhigungssauger

das gefährliche Daumenlutschen und bessern sogar bestehende Fehlbildungen. Wichtig ist, die dem Alter entsprechende Größe zu wählen. Leider sind Daumenlutscher oft nicht auf einen Schnuller umzugewöhnen. Erfolge bringen in diesem Fall manchmal Mundvorhofplatten, Fausthandschuhe, das Zunähen der Hemdsärmel und das Bestreichen der Lutschfinger mit pflanzlichen Bitterstoffen. Dies immer jedoch nicht als Strafe, sondern als Hilfestellung für das Kind. Auch ein „Abkommen" (Vertrag) mit älteren Kindern, nicht mehr zu lutschen, ist eine Möglichkeit.

Weitere für das Gebiß schädliche Gewohnheiten sind Beißen auf die Lippe, Saugen an ihr oder Kauen an der Wange, ferner Beißen auf der Zunge, das Zungenlutschen und das Pressen der Zunge gegen die Lippen. Zu erwähnen ist ferner das falsche Schlucken, bei dem während des Schluckens die Zunge zwischen die leicht geöffneten Zahnreihen gelegt wird.

Wenn bei einem Lutschkind anzunehmen ist, daß es sich vernachlässigt, zurückgesetzt (z. B. durch die Geburt eines Geschwisterchens) oder einsam fühlt und Trost im Lutschen sucht, ist diese Ursache durch besondere Zuwendung und Zärtlichkeit auszuschalten.

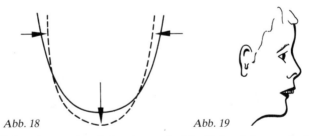

Abb. 18   Abb. 19

Abb. 18 Lutschprotrusion; Deformierung des Oberkieferzahnbogens durch Lutschfinger

Abb. 19 Lutschprotrusion der oberen Frontzähne im Profil

Lutschfolgen sind Protrusion und Kippung der oberen Frontzähne sowie ein lutschoffener Biß (Abb. 18 und 19). Sie werden
beim Lutschen über das dritte Lebensjahr hinaus fast immer auf
das bleibende Gebiß übertragen. Man kann sagen, die Mehrzahl
der Zahnstellungsanomalien sind durch Karies, den vorzeitigen
Verlust der Milchzähne und durch Gewohnheiten (Habits) bedingt. Nichtbehandelte Anomalien verschlimmern die bereits bei
Kindern festzustellenden Zahnbetterkrankungen sowie den Kariesbefall durch erschwerte bzw. nicht mögliche Zahnreinigung
(siehe S. 46).

III. Mögliche Folgen von Karies und Zahnverlust für die Psyche

Gesundheit bedeutet körperliche, geistige und seelische Unver-
sehrtheit, sie zeigt sich in Leistungsfähigkeit und Wohlbefinden.
Karies und Verlust der Zähne führen zu einer individuell unterschiedlichen, oft negativen Reaktion der Betroffenen.
Mund und Zähne spielen nicht nur eine Rolle bei der Sprachlautbil-
dung (Lispeln, S-Laute), sie sind entscheidend für das Aussehen
eines Menschen. Sie ermöglichen den sozialen (mündlichen) Kontakt und stehen im Zentrum kosmetischer Überlegungen (siehe Re-
klame). Die Zähne können zum Angriff und zur Verteidigung dienen; ihre weitreichende Bedeutung beweisen auch Redensarten wie
„Zum Fressen gern haben", „Die Zähne zeigen", „Auf die Zähne
beißen", „Auf den Zahn fühlen".
Besonders negativ kann sich der Zahnverlust im höheren Lebensalter bemerkbar machen, er verursacht ein greisenhaftes Aussehen
(Abb. 20).

Hinzu kommen die regulären Altersveränderungen. Sie zeigen sich
in der äußeren Gestalt (gebeugte Haltung), im Ergrauen der Haare,
in den Funktionseinbußen (körperliche Schwäche, Atmung, Beweglichkeit), in den Sinnesorganen, im Gedächtnis und im Nachlassen
der Selbststeuerung; Zahnverlust und Prothese werden jetzt zusätz-

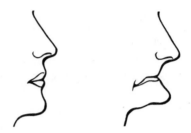

Abb. 20 Entwicklung des Profils bei Zahnverlust (greisenhaftes Aussehen)

lich zum Symptom, daß der Kampf gegen das Alter verloren ist und zum Symbol dessen, was man schon vorher verloren hat (z. B. Ehepartner, Familie, Freunde, Potenz, Prestige, Unabhängigkeit). Alles wird zum Zeichen der Vereinsamung, und in dieser Situation wird oft auch Zahnersatz als ungerechte Strafe oder Niederlage empfunden. Jetzt vor allem muß der Patient durch das Taktgefühl und die Rücksicht der Mitarbeiterin des Zahnarztes spüren, daß er als vollwertiger Partner gilt; dies gibt ihm Sicherheit, Vertrauen und die zum Leben notwendige Anerkennung. Die Helferin muß diesen altersbedingten Zustand des Patienten berücksichtigen.

Vorbeugung von Karies und Zahnbetterkrankungen

Die Vorbeugung der Gebißerkrankungen ist möglich

- durch die Ausschaltung bzw. entsprechende Minderung der ursächlichen und der beeinflussenden Faktoren;
- durch die Erhöhung der Widerstandsfähigkeit des Zahnes gegen den Säureangriff.

Alle vorbeugenden Maßnahmen müssen sowohl die Bildung und Ablagerung der Plaque wie auch die in ihr entstehende Säure vermindern. Solche Maßnahmen bedeuten gleichzeitig eine Prophylaxe und Therapie der marginalen Parodontopathien, da die bakterielle Plaque als Schlüsselfaktor der Parodontopathien anzusehen ist. Sie können ferner den Widerstand (Resistenz) der Zahnoberfläche gegenüber den in der Plaque gebildeten sauren Stoffwechselprodukten erhöhen. Wirksame Maßnahmen sind:

I. Die zahnärztliche Frühbehandlung

Jede sachgerechte und erfolgreiche Frühbehandlung ist zugleich Vorbeugung. Zum Beispiel beugt die Füllung des kleinsten Defektes am Zahn größeren Schäden vor, wobei saubere, von Karies nicht befallene Zonen des Zahnes substanzschonend einzubeziehen sind (Abb. 21). Durch Politur und Gingivitisbehandlung wird die Plaquebildung erschwert. Kieferorthopädische Maßnahmen zur Beseitigung von Engständen oder Schachtelstellungen der Zähne beugen Fehlbelastungen, Retentionsstellen und der Belagbildung vor. Jede prothetische Behandlung soll der Erhaltung des Restgebisses dienen und hat dessen erhöhte Gefährdung durch Retentionsstellen zu beachten. Der Patient ist eingehend darüber zu belehren, welche Methoden und Mittel er für eine einwandfreie Mundhygiene anzuwenden hat (Seite 82).

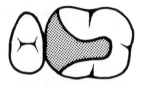

Abb. 21 Zahnfüllung unter schonender Einbeziehung (habituell) „sauberer" Zonen; gilt nicht bei der Füllungstechnik nach dem Ätzverfahren (Fissurenversiegelung)

II. Die Ernährungslenkung

Eine notwendige Ernährungsumstellung ist oft nicht, nur in beschränktem Umfang oder in sehr langen Zeiträumen zu erreichen. Der Erwachsene muß in dieser Hinsicht als Schwererziehbarer gelten, denn er will mit dem Mund genießen.

Realisierbar scheint eine Ernährungslenkung, die die natürliche Reinigung der Zähne durch harte und damit scheuernde (abrasive) Nahrungsbestandteile zum Ziel hat, in erster Linie aber eine drastische Reduzierung des Zuckerkonsums.

Den Aufbau eines strukturell vollwertigen Zahnschmelzes sichert eine entsprechende Zusammensetzung der Kost. Näheres siehe unter „Vorbeugung durch Ernährungslenkung" (Seite 60).

III. Die Mundhygiene

Ihr Ziel ist die mechanische Entfernung der schädlichen Aufbau- und Abbauprodukte der Mikroorganismen (Plaque, Säuren, Enzyme, Toxine). Durch die Mundhygiene können zwar Speisereste vollständig entfernt werden, beim bakteriellen Belag aber ist dies mitunter schwierig. Näheres siehe unter „Vorbeugung durch Mundhygiene" (Seite 82).

Folgende zusätzliche Möglichkeiten zur Beseitigung bzw. Verminderung der kariogenen Mikroorganismen seien erwähnt:

1. Beseitigung bzw. Reduzierung der Mikroorganismen

a) Desinfizieren der Mundhöhle, d. h. die Vernichtung der kariogenen Mikroorganismen durch Spüllösungen. Sie reduzieren diese höchstens für einige Stunden. Damit wird jedoch auch das Gleichgewicht der Bakterienflora gestört, wodurch eine Schädigung der Gingiva möglich ist. In der Regel erfolgt eine spontane Anpassung an den alten Zustand. Siehe hierzu Chemotherapeutika, unter d).

b) Immunisieren (Unempfindlichmachen durch Impfung). Infolge der Vielzahl der Mikroorganismen ist eine Impfung schwierig. Die Einwirkung des Infektionsschutzes (der Antikörper) müßte über den Speichel oder über die Sulkus-Flüssigkeit erfolgen. Antikörper sind aber große Moleküle, die nicht, wie dies erforderlich wäre, durch den Belag hindurchdringen (diffundieren) können.

c) Die Auflösung der Plaque durch Zufuhr von Verdauungsstoffen (Enzyme, Fermente) zu deren Abbau. Ihre Durchdringung (Diffusion) durch die Plaque geht nur langsam vor sich, die Gefahr einer Überempfindlichkeitsreaktion besteht (ähnlich wie bei einer Allergie, z. B. durch bioaktive Waschmittel). Noch ist keine klinische Anwendung möglich. Siehe auch unter „Mundpflegemittel" (Seite 111).

d) Chemotherapeutika (chemische Substanzen gegen die Erreger von Infektionskrankheiten). Als das zur Zeit am wirksamsten bekannte Antiplaquemittel gilt Chlorhexidin. Es ist nur für spezielle Anwendungen zu empfehlen. Näheres siehe unter „Mundpflegemittel" (Seite 111).

Insbesondere gilt das für Antibiotika. Das sind aus Schimmelpilzen gewonnene Substanzen gegen Mikroorganismen, die deren Wachstum hemmen bzw. abtöten. Durch sie besteht ebenfalls die Gefahr der Störung des bakteriellen Gleichgewichts in der Mundflora (Allergien).

2. Verminderung der Säureeinwirkungsdauer

Der Zeitfaktor ist entscheidend für die Gesamtdemineralisationszeit pro Tag. Die Möglichkeit der Säurebildung hängt von der Dauer des Belags ab, die gebildeten Säuren müssen lang genug mit der Zahnoberfläche in Kontakt sein, da Zahnschmelz nur sehr langsam entkalkt wird. Bei der Demineralisation wird die Säurewirkung aufgehoben (neutralisiert) oder die Säure wird vom Speichel verdünnt oder weggeführt, je nach der Dicke des Belags. Die Säure müßte also häufig neu gebildet, d. h. es müßte immer wieder vergärfähige Nahrung (Zucker) zugeführt werden. Deshalb ist für eine wirksame Prophylaxe der vergärfähige Zucker so kurz und so wenig oft wie möglich zur Verfügung zu stellen (siehe Abb. 22).

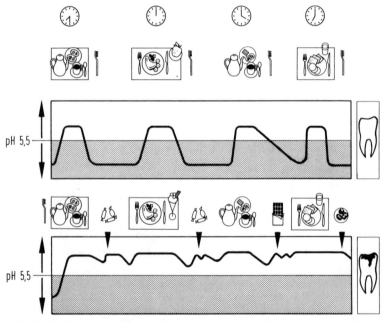

Abb. 22 Säurebildung bei Zuckeraufnahme. Verläuft die Kurve in der hellen Zone, dann wird Säure gebildet. Süße Zwischenmahlzeiten (untere Kurve) führen zu einer fortdauernden Säurebildung

3. Förderung der Speichelsekretion

Durch eine Ernährung, die zum Kauen zwingt, d. h. durch eine entsprechende Konsistenz der Nahrung wird die Speichelsekretion erhöht. Sie fördert die begrenzt reinigende, mineralisierende und neutralisierende Wirkung.

4. Beseitigung der Retentionsstellen

Die Karies beeinflussenden Faktoren Zahnform und Zahnstellung sind durch die Beseitigung von Retentionsmöglichkeiten, d. h. durch eine zahnärztliche Behandlung und die Ausschaltung von Gewohnheiten zu vermindern. Möglichkeiten sind u. a. das vorsichtige Beschleifen von Zahnfurchen (Fissuren; siehe auch Abb. 11), die Versiegelung oder eine kieferorthopädische Behandlung.

IV. Die Erhöhung der Widerstandsfähigkeit des Zahnschmelzes

Die Erhöhung der Widerstandsfähigkeit des Zahnschmelzes gegen den Säureangriff ist möglich durch die enterale und lokale Verabreichung von Fluoriden. Näheres siehe unter „Vorbeugung durch Fluoride" (Seite 126).

Vorbeugung durch Ernährungslenkung

Die Ernährungslenkung hat die begrenzte natürliche Selbstreinigung der Zähne durch harte, scheuernde (abrasive) Nahrungsbestandteile wie auch die weitgehende Ausschaltung des kariogenen Nährbodens zum Ziel. Eine solche Prophylaxe erfordert die Reduzierung aller für die Säurebildung ausschlaggebenden Nahrungsmittel. Sie wird erst durch ergänzende Maßnahmen der Mundhygiene und Fluoridierung effektiv.

Da es kaum ein Nahrungsmittel gibt, das nur günstig wirkt, sollte man sich abwechslungsreich ernähren und so den Organismus gesund erhalten. Die Ernährung ist vollwertig, wenn der Energiebedarf (Grundumsatz und Leistungsumsatz), der Vitamin- und Mineralstoffbedarf und der Bedarf an Ballaststoffen gedeckt sind. Ein körperlich nicht arbeitender Mann von etwa 20 Jahren hat einen täglichen Bedarf von ca. 2500 Kalorien, eine Frau von ca. 2200 Kalorien.

I. Die Bestandteile der Nahrung

Die Bestandteile der Nahrung sind, in unterschiedlicher Menge, die Eiweiße (Proteine) als Bausteine sowie Fette und Kohlenhydrate als Energielieferanten. Dazu kommen die notwendigen Wirkstoffe der Vitamine (Vitamin A z.B. in Karotten, Spinat, Leber; Vitamin B im Vollkornbrot; Vitamin C in schwarzen Johannisbeeren, Kartoffeln, Kohl u.a.), Spurenelemente und Mineralstoffe. Mineralien, vor allem Salze von Natrium, Kalium, Magnesium, Eisen, Kupfer, sind anorganische Naturprodukte und ein lebenswichtiger Bestandteil von Zellen und Fermenten. Das Baumaterial für Knochen und Zähne sind Kalzium und Phosphor. Wichtig sind ferner Ballaststoffe sowie Duft- und Geschmacksstoffe.

Wasser ist für den geregelten Ablauf der Lebensvorgänge unentbehrlich, da sich alle physiologisch-chemischen Umsetzungen in wäßrigen, meist kolloidalen Lösungen abspielen. Das Wasser befindet sich in den Zellen (intrazellulär), in den Gewebsspalten (interstitiell) und im Blutplasma. Der Wassergehalt des menschlichen Körpers beträgt altersabhängig zwischen 40–70% seines Gesamtgewichtes.

1. Eiweiß (Proteine)

Eiweiß kommt u. a. als tierisches und pflanzliches Eiweiß in Ei, Fisch, magerem Fleisch, Milchprodukten, Hülsenfrüchten, Getreidevollkornprodukten vor. Mit 1 g pro kg Körpergewicht sollte es zu einem Drittel bis zur Hälfte aus hochwertigem tierischem Eiweiß bestehen. Die Körperzellen, die sich dauernd abnützen und zugrunde gehen, müssen aus dem Eiweiß ersetzt werden. Bei einer überhöhten Zufuhr wird Eiweiß aber in Fett umgebaut; es ist nur beschränkt durch Fette und Kohlenhydrate austauschbar. Der Brennwert von 1 g Eiweiß beträgt 4,1 Kcal (Kilokalorien) = 17 KJ (Kilo-Joule).

2. Kohlenhydrate

Sie beeinflussen das Appetitzentrum, kommen u. a. in Zuckern, Körnerfrüchten, Gemüsen, Kartoffeln, Muskelfleisch, Leber, Milchprodukten vor und werden bei Überangebot als Fett im Körper angesetzt. Die Kohlenhydrate sollen die Hälfte des Kalorienbedarfes decken. Ihr Abbau zu Traubenzucker erfolgt durch die Enzyme der Bauchspeicheldrüse (Pankreas). Sie gliedern sich in folgende Gruppen (Abb. 23):

a) Stärke (Vielfachzucker, Polysaccharide)

Sie kommt als tierische Stärke (Glykogen) z. B. im Muskel und in der Leber und als pflanzliche Stärke (Amylum) z. B. in Kartoffeln, Getreideprodukten, Erbsen, Mais, Reis und Gemüsen vor. Einige von diesen Nahrungsmitteln liefern auch die notwendigen Mineral-

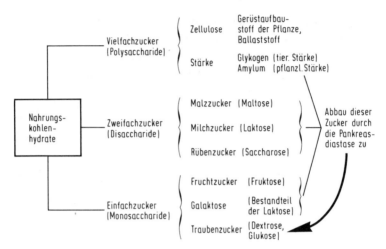

Abb. 23 Verdauung der Nahrungs-Kohlenhydrate durch den Bauchspeichel (Pankreasdiastase) mit täglich etwa 1 Liter; Abbau zu dem allein verwertbaren Traubenzucker

stoffe und Vitamine, ferner die Ballaststoffe (z. B. als Zellulose, dem Gerüstbau der Pflanze), die die Darmbewegungen anregen und so schädliche Stoffe schnell wegführen. Die Getreidevollkornprodukte haben eine solche Zusammensetzung; sie sind daher bei einer nicht vollwertigen Ernährung besonders wertvoll.

b) Zucker (Doppelzucker, Zweifachzucker, Disaccharide)

Eine Rolle spielen der Rüben- oder Rohrzucker (Saccharose) als Haushaltszucker, der Malzzucker (Maltose) und der Milchzucker (Laktose). Die Saccharose ist zusammengesetzt aus einer Glukose-(Traubenzucker) und Fruktoseeinheit (Fruchtzucker), der Malzzucker aus zwei Glukoseeinheiten, der Milchzucker aus einer Glukose- und Galaktoseeinheit.

c) Einfachzucker (Monosaccharide)

Sie kommen je nach Reifegrad mit 8 bis 12% als Fruchtzucker (Fruktose) und als Traubenzucker (Glukose) in Früchten vor, ferner als Galaktose in der gebundenen Form des Milchzuckers. Der Brennwert von 1 g Kohlenhydrat beträgt 4,1 Kcal = 17 KJ.

3. Fette

Sie sind die höchstwertigen Energieträger (Kalorien) und für den Menschen in größeren Mengen nur vorteilhaft, wenn ein hoher Bedarf an Kalorien besteht. Günstig ist es, wenn der Anteil der hochungesättigten Fette, dies sind z. B. Soja-, Mais-, Sonnenblumenöl, möglichst groß ist. Ganz besonders gilt das für Übergewichtige und Arteriosklerotiker. Der Brennwert von Fett beträgt 9,3 Kcal = 39 KJ.

II. Die Einwirkung der Nahrung auf den Zahn

Die Einwirkung der Nahrung auf den Zahn ist möglich

• *enteral* (über den Stoffwechsel – auf den Darm bezogen),

• *lokal in direktem Kontakt* mit dem Zahn,

• *lokal* über die Mikroorganismen der Plaque.

1. Die enterale Einwirkung

Sie findet nur während der Schmelzbildung statt, also für die Milchzahnkronen im 4. bis 9. Monat der Schwangerschaft, und für die Kronen der bleibenden Zähne ab der Geburt bis zum 12. Lebensjahr. Ausschlaggebend für eine optimale Bildung und Strukturierung des Zahnschmelzes sind Kalzium und Phosphor (u. a. in Milch und Milchprodukten, Ei, Fleisch, Blattgemüse, Obst) und Vitamin D (u. a. in Leber, Fisch, Milchprodukten, Ei).
Nur lebensbedrohende Mangelzustände dieser Stoffe führen durch die Störung der Schmelzbildung zu einem strukturell minderwertigen Schmelz (Hypoplasien; sozusagen Webfehler im Schmelz), je-

doch nicht zu einem weichen Schmelz. Ernährungs-, Magen- und Darmstörungen können in den jeweiligen Mineralisationsphasen des Schmelzes ebenfalls Hypoplasien verursachen. Siehe hierzu Einzelheiten unter „Beweise für die ursächlichen Faktoren" (S. 28). In Ernährungsmangel-Gebieten mit seltener Nahrungsaufnahme und fehlendem Zuckergenuß ist Karies selten.

Keine Einwirkung auf die Schmelzbildung hat Eiweißmangel. Bei Kindern verringert er das Wachstum und die Resistenz gegen Infekte, bei Erwachsenen die geistige und körperliche Aktivität und Leistung. Ohne Bedeutung für die Schmelzbildung sind auch Fette und z. B. der Kalkgehalt von hartem Wasser. Zur Deckung des täglichen Kalkbedarfs wären nämlich täglich rund 12 Liter Wasser zu konsumieren, das sind etwa 1,5 g Kalzium.

Gegenüber der Gebrauchsdauer der Zähne und den dann in dieser Zeit möglichen Schädigungen ist die Zeit der Schmelzbildung relativ kurz.

2. Die lokale Einwirkung der Nahrung durch direkten Kontakt mit dem Zahn

Sie kann auf den Zahnschmelz erfolgen nach dem Durchbruch des Zahnes.

- *Ein mechanischer belaghemmender Einfluß* ist durch die Konsistenz der Nahrung möglich. Harte Nahrung wirkt vor allem im Milchgebiß kieferformend und durch die Abnützung (Abrasion) der Kauflächen retentionsmindernd, außerdem führt sie zu einer Massage des Zahnfleisches und den günstigen Folgen eines dadurch verstärkten Speichelflusses.

- *Extreme thermische Reize* (z. B. durch besonders kalte oder heiße Nahrung) können eine Schädigung des Schmelzes durch kleinste Risse (Mikrorisse) verursachen.

- *Chemische Reize* sind durch Säuren in sauren Speisen möglich. Zu einer Demineralisierung in Form der Oberflächenätzung (Schmelzerosion = chemische Schmelzauflösung) an exponierten

Zahnpartien kann der häufige Genuß und die lange Verweildauer, z. B. von Rhabarber und Spinat (Oxalsäure), Sauerkraut
und Joghurt (Milchsäure), Zitrusfrüchten (Zitronensäure), führen. In der Regel jedoch ruft die Säure eine verstärkte Speichelsekretion hervor, die wiederum ihre Neutralisation und ihren
schnellen Abtransport bewirkt. Durch vorhandene Plaque wird
die Einwirkung von Säuren vermindert.
Nach *ausgiebigem* Genuß von frischen Früchten und Fruchtsäften
ist zu empfehlen, die Zähne nicht sofort mit Zahnpaste zu bürsten. Dies könnte ein mechanisches Abtragen der durch die
Fruchtsäuren erweichten Schmelzoberfläche (Schmelzerosion)
bewirken. Eine Neutralisierung erfolgt am besten mit zahnscho-
nendem Kaugummi oder einem Schluck Milch (siehe S. 34 und
120).
Milch enthält nicht nur die für die Entwicklung der Zähne erforderlichen Mineralstoffe und Vitamine, sie ruft in direktem Kontakt mit dem Zahn keine Karies hervor und hat möglicherweise
sogar antikariogene Eigenschaften.

Von den übrigen Nahrungsbestandteilen können die Fette einen
wasserabweisenden und damit auch säureabweisenden Schutzfilm
auf dem Schmelz bilden.

3. Die lokale Einwirkung über die Belagmikroorganismen

Für die Säurebildung durch Mikroorganismen des Belages und damit für den kariösen Defekt sind die Kohlenhydrate und unter diesen die niedermolekularen Kohlenhydrate, also die Mono- und vor
allem die Disaccharide, der ausschlaggebende Faktor (Abb. 24).
Die Karies zeigt sich zunächst kreidig-weiß als sog. „kariöser Krei-
defleck" (siehe hierzu S. 27).
a) *Die pflanzliche Stärke* (Amylum) und die tierische Stärke (Glykogen) durchdringen als Makromoleküle nicht die Plaque und stehen somit den Säurebildnern nicht zur Verfügung. Rohe Stärke ist
unlöslich, gekocht oder gebacken ist sie im Mund löslich und kann
durch das Speichelenzym Ptyalin zu vergärfähigem Malzzucker ab-

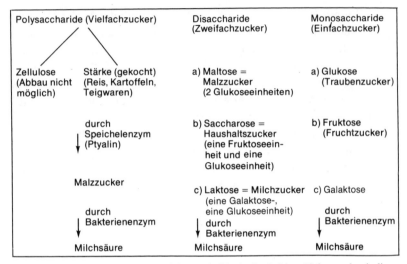

Abb. 24 Milchsäure als Abbauprodukt von kohlenhydrathaltiger Nahrung durch die Bakterienenzyme der Plaque

gebaut werden (sehr langes Kauen von Brot). Das erfolgt pro Zeiteinheit aber in solch geringfügiger Menge, daß sie kaum kariogen wirkt. Bemerkenswert ist die Kariesinaktivität von Patienten mit einer HFI (*H*ereditäre *F*ruktose*i*ntoleranz = erbliche Fruchtzuckerunverträglichkeit), die keinen Zucker, jedoch Stärke in jeder Form essen. Daher ist z. B. für die Kariogenität des Brotes seine Konsistenz entscheidend und nicht, ob es dunkel oder hell ist. Wesentlich ist auch die Art des Brotbelages: günstig sind Butter, Käse, Wurst; ungünstig Marmelade, Honig und alle zuckerhaltigen Aufstriche (Nougatcrème). Marmelade mit Butter ist nicht so stark kariogen wie Marmelade allein, da das Fett die Marmelade mit einem Gleitfilm einhüllt und damit schlechter verfügbar macht. Ähnliches trifft geringfügig für das Fett in einer Schokolade zu. In jedem Fall ist weiches klebriges Vollkornbrot für die Zähne sicher gefährlicher als hartes Weißbrot oder Toast.

Für die lokale Einwirkung auf den Zahn über die Mikroorganismen ist das *Eiweiß* ohne besondere Bedeutung. Mangel an Eiweiß beeinträchtigt lediglich das Wachstum der Mikroorganismen.

Das *Vitamin B* fördert den Bakterienstoffwechsel. Dies spielt z. B. bei Weizenkeimlingen durch die verstärkte Belagbildung eine Rolle; Vitamin B1-Mangel führt zu Kopfschmerzen, Müdigkeit, Leistungsminderung, Mangel an Vitamin B2 zu Hauterkrankungen.

b) *Die Zucker als entscheidender Nährboden für die Mikroorganismen.* Die Zucker, Einfach- und Doppelzucker, sind das Futter, der Brennstoff für die Belagbakterien. Die für ihr Wachstum nötigen Eiweißstoffe und Vitamine sind immer in Nahrung bzw. Speiseresten enthalten (siehe hierzu „Die Mikroorganismen der Mundhöhle", Seite 32). Die Verweildauer des Zuckers im Mund ist auch abhängig von der Menge des Ptyalins im Speichel, d. h. der Enzymaktivität des Speichels (Abb. 25). *Am stärksten kariogen sind die Disaccharide* (Doppelzucker) und unter ihnen wieder die Saccharose (Haushaltszucker); sie spielt im Kariesprozeß die entscheidende Rolle. Die Ursachen sind ihre leichte Löslichkeit, ihr schnel-

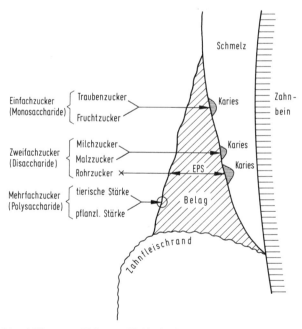

Abb. 25 Säurebildung aus Nahrungs-Kohlenhydraten in der Plaque (Ausschnitt am Zahnfleischrand mit Belag)

les Durchwandern der Plaque als niedermolekulares Kohlenhydrat bis zur Schmelzoberfläche, der direkte und schnelle Abbau zu Milchsäure durch bakterielle Vergärung und dabei die Bildung von Haftstoffen, eines Gerüstes und eines Vorrats (extrazelluläre *Poly-saccharide* = EPS) in der Plaque; siehe Seite 33. Jede Zuckeraufnahme bewirkt einen Säureangriff auf die Zähne. Entscheidend ist nicht die Menge, sondern die Häufigkeit und Klebrigkeit der süßen Nahrung (klebrige Bonbons, gefüllte Schokolade, Nougat, Karamellen, Zuckerwatte, Honiglutscher, süße Backwaren). Ihr Genuß zu den Hauptmahlzeiten ist weniger gefährlich als zwischen den Mahlzeiten (wenig Kauarbeit, wenig Speichel, meistens keine Reinigung und die auf diese Weise leicht mögliche kurzfristige Wiederholung des Säureangriffs). Rohzucker ist nicht günstiger als raffinierter Zucker. Sein Vitamin- und Mineralgehalt ist minimal und zum Süßen wird mehr benötigt; zudem ist seine Haltbarkeit durch Verunreinigung begrenzt. Auch der Vollwertzucker (vollständiger Extrakt des Zuckerrohrs) ist nicht karieshemmend.

Der Fruchtzucker (Fruktose) in *frischen* Früchten (8–12%) wirkt kaum kariogen (1,2-fache Süßkraft gegenüber Haushaltszucker). Die frischen Früchte kleben nicht an der Zahnoberfläche und regen durch die Fruchtsäure wie auch durch die erforderlichen Kaubewegungen den Speichelfluß an. Aus diesem Grund sind sie für Zwischenmahlzeiten zu empfehlen. Wenn auch der Verzehr eines Apfels nach der Mahlzeit Speisereste entfernt, kann er doch nicht als die „Zahnbürste" der Natur gelten, die Plaque bleibt haften. Kariogen sind jedoch durch ihre Klebrigkeit in Verbindung mit dem Fruktosegehalt Bananen (15%), Dörrfrüchte (60%) und Feigen. Der Fruchtzucker wird zunächst im Dünndarm resorbiert und liefert erst über den Stoffwechsel die für die Körperzellen lebensnotwendige Glukose. Für den *Zuckerkranken* (Diabetiker) gehört der Fruchtzucker zu den Zuckeraustauschstoffen, er ist jedoch wie die anderen Zucker kariogen.

Der Traubenzucker (Glukose, Dextrose, Glykose) findet sich in Weintrauben. Wenn ausschließlich Glukose zum Süßen verwendet wird, erfolgt eine Anpassung der Mundflora an die Glukose, die dann ebenfalls zur Bildung von extrazellulären Polysacchariden führt. Traubenzucker kommt durch die Darmwand direkt ins Blut. Vereinfacht gesehen, wird er durch das Insulin, das den Blutzucker regulierende Hormon der Bauchspeicheldrüse, zu den Körperzellen transportiert. Für diese ist er lebensnotwendig. Daneben baut das Insulin aus der Glukose in der Leber und im Muskelgewebe eine Reserve, das Glykogen, auf. Ein Mangel an Insulin würde über einen erhöhten Blutzuckerspiegel, und damit auch Zucker im Urin, zu Diabetes führen.

Bei süßen Getränken (meistens 10% Zucker) wird der größte Teil sofort verschluckt, nur kleine Mengen kommen in die Plaque. Bei häufigem Genuß wirken aber auch sie kariogen, besonders dann, wenn sie langsam mit dem Strohhalm getrunken werden. Das gleiche gilt für mit Zucker gesüßten Tee, Kaffee, Eis, Likör usw., ebenfalls für süße Medikamente, Hustensaft, Sirup, Hustenbonbons usw. Die Säurebildung beginnt bereits bei einer 1%igen Zuckerlösung. Gewarnt werden muß in diesem Zusammenhang vor dem Genuß von vorgesüßten Fertigtees in Fläschchen, besonders als Zwischenmahlzeit oder als Einschlaftrunk (siehe hierzu S. 74). Zahnfreundlich dagegen (der pH-Wert sinkt innerhalb von 30 Minuten nicht unter das kritische Niveau von 5,7) oder nur geringfügig kariogen sind die aus Zuckeraustausch- und Zuckerersatzstoffen hergestellten Getränke. Honig ist durch seine Klebrigkeit, durch seinen für das Bakterienwachstum günstigen Gehalt an Vitaminen und Spurenstoffen schädlicher als Zucker, Kunsthonig gleicht dem Zucker. Man kann sagen, daß der Zucker im Mund von den Mikroorganismen verdaut wird. Ein Stoffwechsel-Endprodukt ist die Milchsäure. Der Abbau der Kohlenhydrate durch die Verdauungsenzyme hat damit nichts zu tun.

Die Suche nach vermindert kariogenen Produkten führte zum verstärkten Verbrauch von Zuckerersatz- und Zuckeraustauschstoffen, die auch von Diabetikern verwendet werden, da sie nicht insulinpflichtig sind (Abb. 26).

c) *Zuckerersatzstoffe.* Zu den Zuckerersatzstoffen (synthetische Süßstoffe) gehören u. a. das Sacchar*in* (400fache Süßkraft gegenüber Haushaltszucker = Saccharo*se*) und das Cyclamat (30fache Süßkraft). Sie sind nicht kariogen und haben keinen Nährwert. In

	Substanz	Süßkraft
Zucker	Saccharose	100
	Fructose	173
	Glucose	74
	Maltose	32
	Galactose	32
	Lactose	16
Saccharose-Austauschstoffe	Xylit	100
	Sorbose	90
	Lycasin 80/55	75
	Mannit	57
	Sorbit	54
	Palatinit	45
Natürliche Süßstoffe	Monellin	300 000
	Aldoxim	45 000
	Aspartam	ca. 15 000
Synthetische Süßstoffe	Saccharin	ca. 50 000
	Dulcin	ca. 20 000
	Cyclamat	ca. 5 000

Abb. 26 Relative Süßkraft von Zuckern, Saccharose-Austauschstoffen und anderen Süßstoffen (nach Gehring)

Verbindung mit den Zuckeraustauschstoffen (z. B. Sorbit) finden sie zur Herstellung von sogenannten zahnfreundlichen Süßigkeiten eine immer weitere Verbreitung. Saccharin hat einen bitteren Nachgeschmack; wegen seines sehr geringen Volumens ist seine Verwendung beschränkt. Dieser Mangel an Masse trifft ebenfalls auf Cyclamat zu.

d) *Die Zuckeraustauschstoffe* haben einen zuckerähnlichen Aufbau und das gleiche Volumen. Bei verminderter Süßkraft ist der Nährwert der gleiche. Seit Jahrzehnten wird Sorbit in Süßigkeiten für Diabetiker verwendet; es ist hitzebeständig, seine Süßkraft entspricht etwa 60% der des Haushaltszuckers. Seine Vergärung geht langsamer vor sich, wobei keine Milchsäure und in geringer Menge die nicht so aggressive Ameisensäure bzw. Essigsäure gebildet wird. So sind die mit Sorbit hergestellten Süßigkeiten weniger oder kaum kariogen. Der Hinweis, daß sie keinen Zucker (Sorbit ist ein Hexosealkohol und kommt in natürlichem Zustand in Vogelbeeren – les sorbes – vor) enthalten, trifft zu, ist jedoch auch irreführend, wenn der Verbraucher glaubt, sie seien für den Schmelz vollkommen unschädlich. Sionon z. B. besteht aus Sorbit + 0,1% Saccharin. Ein mit Sorbit hergestellter Kaugummi kann als nicht kariogen bezeichnet werden. Der durch das Kauen verstärkte Speichelfluß verdünnt die langsam gebildete, wenig demineralisierende Ameisensäure und führt sie schnell weg (s. Seite 120). Hohe Sorbitdosen (täglich mehr als 20–40 gr; z. B. in Schokolade) haben durch die verzögerte Aufsaugung (Resorption) im Darm eine abführende Wirkung; sie ist bei allen Zuckeraustauschstoffen graduell unterschiedlich vorhanden. Sorbit wird, da es wasseranziehend (hygroskopisch) ist, bei der Herstellung von Gummizuckerwaren verwendet. Ähnliche Austauschstoffe sind Mannit, Aspartam und Xylit. Die Unbedenklichkeit von Xylit ergibt sich aus der Tatsache, daß die menschliche Leber täglich zwischen 5 und 15 g Xylit als normales Stoffwechselprodukt bildet. Der Genuß von xylithaltigem Kaugummi soll den Kariesbefall reduzieren. Die Süßkraft von Xylit z. B. ist der des Haushaltszuckers gleich. Die Plaque-Bakterien können ihn nicht verwerten, damit ist er anerkanntermaßen der einzige Zuckeraustauschstoff, der wirklich nicht kariogen ist. Sein Preis beträgt wegen der kostenintensiven Herstellung ein Mehrfaches des Zuckers (Xylit 6fach, Sorbit 3fach). Siehe hierzu Abb. 26.

4. Ernährungsempfehlungen

Die nachstehenden Ernährungsempfehlungen sollten für den Patienten keine Last oder gesellschaftliche Isolierung bedeuten (siehe „Beratungsgespräche", S. 144).

Zusammenstellung zahnärztlicher Hinweise, die in individueller Ernährungsberatung gegeben oder zu einem Merkblatt zusammengestellt werden können:

• Zähne brechen immer gesund in die Mundhöhle durch.

• Man kann sie so pflegen, daß sie gesund bleiben.

• Die Zähne erkranken nicht schicksalhaft aus ererbten oder erworbenen Anlagen heraus.

- Kariöse Zerstörung des Gebisses entsteht infolge falscher Ernährungsweise und vernachlässigter Zahnpflege.

- Karies ist eine durch Unwissenheit selbstverschuldete, bei Kindern durch Unwissenheit oder Gleichgültigkeit (siehe S. 13) der Eltern verschuldete Erkrankung.

Der Hauptfeind der Zähne ist Zucker in jeder Form, vor allem jedoch Süßes zwischen den Mahlzeiten (wenig Kauarbeit, wenig Speichel, oft keine Reinigung).
Zucker und Rohzucker, Konfitüre, Honig, Schleckstengel, Lutscher, Bonbons, Karamellen, Schokolade, Süßgebäck, Butterkekse, gezuckerte Kondensmilch, süße Crèmes, gesüßte Getränke und stark klebriges Dörrobst, Bananen, Feigen, sind schädlich für die Zähne. Wenn Süßes genommen wird, so ist ein größeres Quantum, auf *einmal* gegessen, viel weniger schädlich als die gleiche Menge auf mehrere kleine Portionen in halbstündlichen oder stündlichen Abständen verteilt. Also: *Möglichst selten Süßes!*
Die unbedingt notwendige Kenntnis zahnschädlicher und nicht zahnschädlicher Nahrungsmittel sollte in der frühen Jugend durch die Verwendung entsprechender Haftbilder (siehe Abb. 27, 27a und 27b) praktisch geübt werden. Theoretisch auswendig Gelerntes ist auf Dauer nicht wirksam.

Wie verhüten wir den Zahnzerfall?

Allgemeine Richtlinien:

- Die tägliche Nahrungsaufnahme sollte auf wenige geregelte Mahlzeiten beschränkt werden. Optimal sind, in Übereinstimmung mit den Ernährungswissenschaftlern, täglich fünf Mahlzeiten.

- Harte, faserige, frische Nahrung (Frischobst, Frischgemüse, Salate, gut durchgebackenes, grobes, zum Kauen anregendes Brot) erhält die Zähne gesund und hilft, als Abschluß der Mahlzeit, die Zähne von Speiseresten zu reinigen. Eine solche Nahrung wirkt belaghemmend und durch den Kauakt beim Heranwachsenden kieferformend.

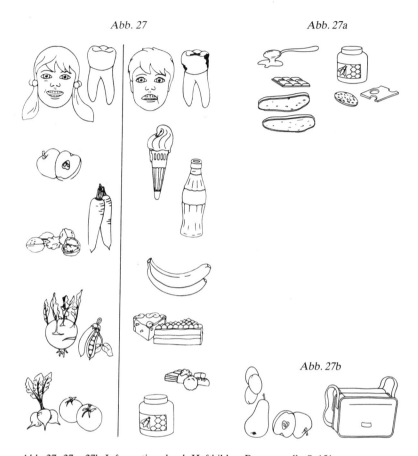

Abb. 27   *Abb. 27a*

Abb. 27b

Abb. 27, 27a, 27b Information durch Haftbilder. Bezugsquelle S. 151

Abb. 27 Unter die Leitfiguren Mädchen mit gesunden und Junge mit kariösen Zähnen (Frisur kann vertauscht werden) werden von den Kindern zahnschädliche und nicht zahnschädliche Nahrungsmittel angeheftet, heimlich vertauscht usw.

Abb. 27a Auf das Brot kommt zahnschädlicher oder nicht zahnschädlicher Belag

Abb. 27b In die Frühstückstasche kommen nicht zahnschädliche Zwischenmahlzeiten. Die Nahrungsmittel bzw. die entsprechenden Verpackungen können auch in bunter Zusammenstellung auf einem Tisch ausgebreitet werden; die Kinder kaufen dann in einem Korb die für das Frühstück, Mittagessen usw. am besten geeigneten Nahrungsmittel ein.

- Geregelte Mahlzeiten, dazwischen nicht schlecken!

- Zähne bürsten, möglichst nach jeder Nahrungsaufnahme, immer nach dem Verzehr von *Süßigkeiten und Mehlspeisen. Sofort* nach dem Essen putzen! *Unbedingt* nach Zwischenmahlzeiten und dem Abendessen!

Frühstück: Brot mit Butter, Käse, Quark, Wurst, Ei. Vor allem bei zuckerhaltigem Brotbelag (Marmelade) sofort Reinigen der Zähne mit Bürste und Zahnpaste (vor dem Frühstück, beim Aufstehen, genügt Mundspülen zur Erfrischung)! Es ist bewiesen, daß Zähnebürsten sofort nach dem Genuß von Süßem den Kariesbefall um 50% vermindert.

Zwischenmahlzeiten: Auf ein Minimum beschränken, höchstens *eine* zwischen Frühstück und Mittagessen und *eine* zwischen Mittag- und Abendessen! Die Zwischenmahlzeiten können bestehen aus Äpfeln, gut gewaschenen Gelberüben (Karotten), Frischfrüchten und Frischgemüse, Joghurt, Brot oder Semmel mit Butter, Käse, Quark, Wurst, Fleisch. Das beste Getränk ist normale trinkfertige Milch ohne Zusätze. Kalorisch gesehen ist sie auch ein Nahrungsmittel.

Mittag- und Abendessen: Suppe und Hauptgang nach freier Wahl, Salat (Rüben-, Kraut-, Rettich-, Selleriesalat) oder Frischobst, bevorzugt Äpfel. Als Nachtisch Obst, Käse; Süßes nur ausnahmsweise, und dann möglichst Fruchtpudding oder Joghurtspeise, Quarkspeise, Kompott, Apfelmus.

Süßigkeiten. Wenn man auf Süßigkeiten nicht völlig verzichten kann oder will, dann gelten folgende Richtlinien:

- Möglichst selten, also sich nicht an Süßes gewöhnen!

- Höchstens dreimal pro Woche, dafür in größeren Quantitäten als Nachtisch, evtl. auch einmal eine Schleckorgie.

- Süßes *strikt* nur dann, wenn die Möglichkeit besteht, unmittelbar danach die Zähne zu bürsten oder wenigstens den Mund intensiv auszuspülen.

Vor allem klebrige Schleckwaren und gesüßte Getränke zwischen den Mahlzeiten verursachen Zahnzerfall. Kuchen und Obstkuchen sind ebenfalls Süßigkeiten, die man nicht als Zwischenmahlzeit essen sollte; nach deren Genuß sind aber auf jeden Fall die Zähne zu reinigen. „Betthupferl" sind die größten Feinde der Zähne. Schleckereien, die von Verkäuferinnen beim Einkauf angeboten werden, sollte man als schädlich zurückweisen (um Diskussionen zu vermeiden, evtl. annehmen und nach Hause mitnehmen für eine Schleckorgie).

Süßigkeiten verderben auch den Appetit und verdrängen gesündere Kost. Nach aller Erfahrung kann man aber nicht etwas verbieten, ohne einen Ersatz dafür anzubieten.

Annehmbare Alternativen sind zahnfreundliche Kaugummi, Brezeln, Mohnbrötchen, Kümmelbrötchen, Obst bzw. nicht klebrige Früchte. Anstatt zuckerhaltiger Süßigkeiten sind vor allem die mit Xylit gesüßten zu empfehlen.

Alle Süßwaren, auf deren Verpackung ein „Zahnmännchen mit Schirm" abgebildet ist (siehe Abb. 28), verursachen nachweislich keine Karies. Wer auf Süßwaren nicht verzichten will, sollte vor allem zwischen den Mahlzeiten „zahnfreundliche Süßwaren" bevorzugen. Trotz allem, mit Zucker sollte man ebenso wie mit Salz sparsam umgehen.

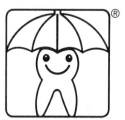

Abb. 28 Zahnmännchen mit Schirm, kennzeichnet zahnfreundliche Süßwaren

5. Diätanamnese

Es ist notwendig, dem Patienten nicht nur zu sagen, wie er in Zukunft sein Essen zusammenstellen soll, viel wichtiger ist es, ihm zu sagen, was er seither falsch gemacht hat.

Anhand der folgenden Anamnese kann man ihm ausgewählte Fragen stellen. Je nach seiner Verhaltensweise ist es noch wirkungsvoller, ihn alle Fragen bis zur nächsten Sitzung schriftlich beantworten zu lassen. So wird ihm mitunter mehr bewußt, welche entscheidende Rolle seine Ernährung für die Gesunderhaltung des Gebisses spielt. Auf Grund des Befragungsergebnisses können dann gezielte Hinweise gegeben werden.

Anamneseschema

Jede Frage ist mit „ja" oder „nein" zu beantworten.

Körpergewicht: *Körpergröße:*
Leben Sie nach einer bestimmten Diät
Sind Sie vorwiegend Vegetarier
Sagt man, daß Sie Süßigkeiten gern haben
Reinigen Sie Ihre Zähne:
Am Morgen vor dem Frühstück
Am Morgen nach dem Frühstück
Am Mittag nach dem Essen
Am Abend sofort nach dem Essen
Am Abend erst vor dem Zubettgehen
Wieviele Minuten wenden Sie für
die Gebißpflege am Abend auf . . . . Minuten

Trinken Sie in der Regel zum Frühstück
Tee/Kaffee/Milchgetränk mit Zucker
Tee/Kaffee/Milchgetränk ohne Zucker
Fruchtsäfte (gesüßt)
Nehmen Sie als Brotaufstrich:
Butter bzw. Margarine allein oder mit
Konfitüre (Marmelade)
Honig
Käse
Wurst

Was nehmen Sie in der Pause am Vormittag
Tee/Kaffee/Milchgetränk mit Zucker
Tee/Kaffee/Milchgetränk ohne Zucker
Fruchtsäfte, Limonaden
Brot mit süßem Aufstrich (Marmelade, Honig)
Dörrfrüchte (Datteln, Rosinen, Feigen, Pflaumen), Süßgebäck
Süßigkeiten (Schokolade, Bonbons)
Obst
Kaugummi, zuckerhaltig

Ist Ihr Mittagessen eine warme Mahlzeit
Ist Ihr Mittagessen eine kalte Mahlzeit
Besteht es meistens aus Süßgebäck oder Süßigkeiten
Trinken Sie dazu gesüßte Getränke (Süßmost, Fruchtsäfte,
Limonaden)
Mineralwasser (ungesüßt)
Nehmen Sie in der Regel zum Abschluß des Mittagessens
einen süßen Nachtisch (süßes Gebäck, Kuchen, Pudding)

Essen Sie zum Nachmittagskaffee/-tee üblicherweise
Brot mit süßem Aufstrich
Schokolade
Dörrfrüchte
Süßgebäck
Süßigkeiten

Ist Ihr Abendessen eine warme Mahlzeit
Ist Ihr Abendessen eine kalte Mahlzeit
Essen Sie abends in der Regel Brot mit süßem Aufstrich
(Marmelade, Honig) oder
gesüßten Brei
Pudding gesüßt
Auflauf gesüßt
Brot mit Käse oder Wurst
Salate
Trinken Sie zum Abendessen gesüßte Getränke ▶

Essen Sie abends (beim Fernsehen, Radiohören, Spielen, Lesen usw.) öfter
Süßgebäck
Salz- oder Käsegebäck
Schokolade
Trinken Sie oft nach dem Abendessen gesüßte Getränke

Wie oft pro Tag haben Sie in den letzten Monaten durchschnittlich Bonbons, Schokolade, Süßigkeiten gegessen

nie	1mal	3mal	5mal	10mal	öfter als 10mal
○	○	○	○	○	○

(Zutreffendes ankreuzen)

Nehmen Sie zuckerhaltige Arzneimittel
(Lutschtabletten, Sirup)

---

6. Überlegungen zur Ernährungslenkung

Zucker galt jahrhundertelang als Luxus. Noch im 19. Jahrhundert gab es abschließbare Zuckerdosen für dieses kostbare Naschwerk. Erst seitdem seine Herstellung aus der Zuckerrübe gelang, mußte er nicht mehr aus Übersee importiert werden und war für alle Bevölkerungsschichten erschwinglich. 1870 mußte man für ein Pfund Zucker noch 1,5 Stunden arbeiten, heute sind es 3,6 Minuten.

Der Kampf gegen den für die Karies ausschlaggebenden Zuckergenuß ist schwer. Er geht, auf Dauer gesehen, bei einem rigorosen Verbot mit Sicherheit verloren. Entscheidend ist, vor allem den Jugendlichen bewußt zu machen, daß sich jeder Zuckergenuß nachteilig auf die Zähne auswirken kann. Das Ziel ist, daß der Patient zahn- und kalorienbewußter wird. Gegen die Geschmacksemotion „Süß" muß eine Barriere aufgerichtet werden.

Bereits der Säugling schleckt Süßes gern, es ist für ihn etwas Gutes.

Auf Saures, Bitteres oder Salziges reagiert er ablehnend. Man sollte bedenken, daß die meisten reifen Früchte süß sind und gern gegessen werden. Von den vier Geschmacksqualitäten (sauer, salzig, bitter, süß) ist süß am wenigsten reizempfindlich und daher beliebt. Zwangsläufig kommt jedes Kind mit Süßem in Berührung. Das Süße soll und kann Ausdruck der liebenden Zuneigung sein, meist ist es bei jung und alt willkommen. Der Kauf süßer Erzeugnisse ist durch reiche Auswahl problemlos und nahezu überall möglich. Süßigkeiten verursachen keinerlei Transportprobleme. Bei vielen Menschen hat das Süße zudem eine Ausgleichs- und Ersatzfunktion bei inneren Spannungszuständen.

Tabelle 1 Jährlicher Zuckerverbrauch pro Kopf der Bevölkerung im Jahr 1987

Australien	46,9 kg
Brasilien	42,8 kg
Bundesrepublik Deutschland	32,8 kg
DDR	40,9 kg
Frankreich	36,6 kg
Großbritannien	37,5 kg
Italien	28,4 kg
Österreich	36,2 kg
Schweiz	39,4 kg
UdSSR	45,8 kg
USA (einschl. Isoglukose)	49,8 kg

[handschriftliche Notiz: 1990 ≈ 50 kg ≈ 120 g Zucker pro Tag pro Person]

Nach Marktuntersuchungen werden von Kindern in der Bundesrepublik jährlich rund eine Milliarde Mark für Süßigkeiten ausgegeben, dies sind täglich etwa 2,7 Millionen Mark.

Man muß den Kindern immer wieder sagen, wie schädlich der Zucker für die Zähne ist, daß er der Hauptfeind ist. Sie sollen das Gefühl haben, auf diesem Gebiet mehr zu wissen als viele Erwachsene. Ihnen muß es zu einer Selbstverständlichkeit werden, nach dem Genuß von Süßem, auch im Anschluß an die Einnahme zuckerhaltiger Arzneimittel, wenigstens den Mund kräftig auszuspülen. Ein Kind ist dann zahnbewußt (dental minded), wenn es Süßigkeiten ablehnt, weil es keine Gelegenheit zur sofortigen Zahn- bzw. Mundreinigung (Ausspülen) hat oder weil es dann schon wieder Zähne putzen muß.

Zuckerhaltige Mahlzeiten regen die Insulinausschüttung an. Insulin fördert den Aufbau der Fette im Fettgewebe, es hemmt deren Abbau und führt so zu einer Gewichtszunahme. Die bei Übergewichtigen vermehrte Insulinbildung verursacht zudem ein erhöhtes Verlangen von Süßem (Schlecksucht). Jede Herabsetzung des Verbrauchs von Mono- und Disacchariden bedeutet somit eine Prophylaxe sowohl der Gebißerkrankungen als auch des Übergewichtes und der dadurch bedingten herabgesetzten Lebenserwartung. Sie sinkt bei 10% Übergewicht um 15%, bei 20% um 40% und bei 30% um 70% (Auswertung von Millionen Versicherter in den USA). Mindestens jedes fünfte bundesdeutsche Kind ist übergewichtig. Es ist überdurchschnittlich bedroht von Leber-, Herz- und Skelettschäden. Dicke geraten gern in eine Außenseiterrolle. Manche kompensieren dies mit besonderem Fleiß, andere essen wegen der ständigen Herabsetzungen zum eigenen Trost nur noch mehr (Kummerspeck). Überernährung stellt die Weichen für die später verhängnisvolle Verwechslung von Hunger und Appetit. In der Mehrheit der Fälle kommt die Überernährung durch einen täglichen kleinen Kalorienüberschuß nicht infolge nur von Süßigkeiten, sondern aller oben genannten nachteiligen Verhaltensweisen. Das aktive und lebhafte Kind mag Süßigkeiten und braucht sie auch als schnell mobilisierbare Energiereserve. Das Übermaß von Süßem spielt bei Kindern eine wichtige Rolle, man denke bei ihrem erhöhten Flüssigkeitsbedarf vor allem an die kalorienhaltigen süßen Getränke! Diese und die Schlecksucht bewirken wiederum ein erhöhtes Verlangen nach Süßem. Es wäre aber falsch, das Bedürfnis nach Süßem durch radikale und drastische Verbote unterdrücken zu wollen. Eine solche Übertreibung führt zwangsläufig zum heimlichen Übertreten des Verbotes. Man sollte eine realistische Linie einhalten; entscheidend ist die Verhaltensänderung, die erzielt wird. Durch einen erhöhten Blutzuckerspiegel werden die *Freßzellen (Phagozyten)* – sie verdauen Mikroben – vernichtet, das heißt, die Infektabwehr sinkt (siehe Diabetes) und die Infektionsmöglichkeit ist erhöht. Bei der Verdauung von Zucker werden Vitamine der B-Gruppe verbraucht, ihr Mangel führt zu Kopfschmerzen, Konzentrationsschwäche usw.

Jugendliche interessieren sich kaum für Ernährungsfragen, jedoch für das Fit-, Schön- und Schlanksein. Ihnen liegt daran, wegen Übergewichtes in der Berufswahl (Mannequin, Stewardeß) oder in einer sportlichen Betätigung nicht beschränkt zu sein.

Fett ist mit 9,3 Kal (39 KJ) pro Gramm der höchstwertige Energieträger, der Brennwert von 1 g Eiweiß oder 1 g Kohlenhydrat beträgt dagegen nur 4,1 Kalorien (17 KJ).

Vorbeugung durch Mundhygiene

Hygiene umfaßt die Gesamtheit aller Bestrebungen und Maßnahmen zur Verhütung von Krankheiten und Gesundheitsschäden. Problematische Bereiche des persönlichen Hygieneverhaltens sind u. a. Zahnhygiene, Intimhygiene, die Häufigkeit des Wäschewechsels. Daher sind Befragungen in diesen Bereichen ebenfalls problematisch, denn Mängel bezieht man meistens auf andere und nicht auf sich selbst.

Die Mundhygiene ist, neben der Ernährungslenkung und den Fluoridierungsmaßnahmen, zur Verhütung von Krankheiten und Gesundheitsschäden des Mundes äußerst wichtig. Ein sauberer Zahn wird nicht kariös, und ein sauberer Zahnfleischrand neigt nicht zur Entzündung.

Da Karies und marginale Parodontopathien durch Plaque verursacht werden, ist es das Ziel der Mundhygiene, Speisereste und Beläge von den Zähnen, aus den Räumen zwischen den Zähnen und von der Mundschleimhaut zu entfernen. In den meisten Fällen bedeutet die Belagentfernung bereits eine Verhütung bzw. Therapie der parodontalen Entzündung und Taschenbildung. Sie ist die Voraussetzung für den Dauererfolg jeder Behandlung. Eine vollständige mechanische Entfernung der schädlichen Aufbau- und Abbauprodukte der Mikroorganismen (Plaque, Säuren, Enzyme, Toxine) ist mitunter schwierig, da die Region zwischen den Zähnen (Interdentalregion) für eine Bürstenreinigung nur beschränkt zugänglich ist; erforderlich werden dann Ergänzungshilfen (S. 110) zur Mundhygiene, aber auch damit läßt sich ein vollkommen belagfreier Zahn meist nicht erreichen. Eine korrekte Zahnreinigung fördert zusätzlich durch Massagewirkung die Durchblutung des Zahnfleisches. Der Mangel an harter und scheuernder Nahrung verhindert die natürliche begrenzte Selbstreinigung, die Massage und die retentionsmindernde Abrasion der Kauflächen.

I. Zur Geschichte der Mundhygiene

Nahezu von allen Naturvölkern wird mehr oder weniger Zahnpflege geübt, z. B. mittels Zahnputzstäbchen. Karawanenträger besaßen dreierlei: Lendenschurz, Flaschenkürbis und Zahnputzholz. Im alten Ägypten ist „Waschung des Mundes" gleichbedeutend mit „Frühmahlzeit". Im Griechenland des 4. Jahrhunderts v. Chr. war die tägliche Mundreinigung vorgeschrieben.

Bei den Römern wurden bereits eine Vielzahl von Zahnpulvern und Zahnstochern (Zahnstocher als Geschenk) verwendet; Zahnlose stocherten sogar zur Vortäuschung von Zähnen in ihrem Mund. Die Mundreinigung mit Zahnhölzern ist Gebot der Religionen bei Indern und Arabern. Ein islamisches Sprichwort lautet: Ein Gebet und Zähneputzen sind besser als 70 Gebete ohne Zähneputzen. In Europa ist die Zahnbürste seit 1750 bekannt. Bei der Hohen Karlsschule in Stuttgart (1780) mußte der Schüler, also auch Schiller, u. a. eine Zahnbürste mitbringen. Englische Schüler hatten bereits 1906 Zähneputzen als Unterrichtsfach; die Schüler bildeten sogar Zahnbürstclubs.

II. Die Pflegegeräte und deren Aufgabe

Die Pflegegeräte dienen der mechanischen Reinigung und Gesunderhaltung der Zähne und Mundhöhle, also der Entfernung von Speiseresten und Belägen von den Zähnen sowie der Massage des Zahnfleisches; in erster Linie sind das mit der Hand (manuell) und elektrisch bewegte Zahnbürsten.

Ergänzungshilfen sind: Mundpflegemittel, Zahnhölzchen, Zahnseide, Stimulatoren, Spezialbürsten, Mundduschen usw.

Die Hilfen dienen zur Verbesserung des Reinigungseffektes und der Reinigung schwer zugänglicher Stellen (Interdentalregionen, Fissuren, Gingivalsaum, Retentionsflächen, verursacht z. B. durch Fehlstellungen der Zähne; siehe „Ergänzungshilfen zur Mundhygiene", S. 110).

III. Der Zeitpunkt der Reinigung

Bei der Mundhygiene sollte man zwischen der *Reinigung* zur *Speiserestentfernung* und der Reinigung zur *Belagentfernung* unterscheiden. Ein Ziel wäre die tägliche einmalige Plaqueentfernung. Dazu benötigen Geübte mindestens 5 bis 10 Minuten unter Verwendung von Zahnbürste, Zahnseide usw., was sicher nur ein äußerst kleiner Prozentsatz Tag für Tag macht. Eine solche Empfehlung geht vor allem für Kinder und Jugendliche an der Realität vorbei; dies gilt auch für die Aufforderung, unbedingt nach jeder Mahlzeit das Gebiß zu reinigen.

Einen sehr guten Effekt erbringt die sofortige Speiserestentfernung mit der Zahnbürste nach jeder Nahrungsaufnahme, mindestens jedoch nach dem Frühstück und nach dem Abendessen. Unbedingt notwendig ist diese Reinigung nach dem Genuß von zuckerhaltigen Speisen. Der Zeitaufwand bei einer solchen sofortigen Speiserestentfernung beträgt für Ungeübte etwa 2 bis 3 Minuten, für Geübte 1/2 bis 1 Minute. Notfalls bewirkt gründliches Ausspülen wenigstens einen begrenzten Reinigungseffekt. Entsprechend dem Verhalten des Patienten können als Alternativen empfohlen werden: das gründliche Ausspülen nach zuckerhaltigen Speisen, das Zähneputzen nach dem Frühstück und unbedingt nach dem Abendessen, für Erwachsene wöchentlich zweimal Fädeln. Zu empfehlen ist die Verwendung einer fluoridhaltigen Zahnpaste (siehe S. 137).

IV. Die Dauer der Reinigung

Für eine optimale Reinigung sind 4–5 Minuten notwendig. 2½ Minuten sind noch eine vertretbare Zeit, aber auch sie wird wohl nur von einer Minderheit eingehalten (siehe „Der Zeitpunkt der Reinigung", oben). Beim Erlernen der Zahnputztechnik braucht man zunächst länger. Eine Kontrolle der Reinigungsdauer ist angezeigt und möglich, z. B. durch Sekundenzählen von 21, 22 usw. bis 35 für jeden Quadranten jeweils bei den Außen-, Innen- und Kauflächen, durch Kurzzeitwecker oder eine Sanduhr.

V. Die Zahnbürste

1. Wie soll eine Zahnbürste beschaffen sein?

(nach ADA, American Dental Association)

- Sie muß die Reinigung der Zähne und Mundhöhle fördern,

- in Größe, Form und Beschaffenheit den individuellen Erfordernissen entsprechen,

- leicht und wirkungsvoll zu handhaben sein,

- rasch und leicht kontrollierbar zu säubern sein,

- haltbar und billig sein,

- der Luft ausgesetzt werden können.

2. Einzelheiten zur Zahnbürste

Die nachstehenden Hinweise sind mit Änderungen und Ergänzungen der Broschüre „Wie halte ich Mund und Gebiß gesund" entnommen.

Zweck und Aussehen

Für Kinder im Vorschulalter gibt es vielerlei Zahnbürstenformen mit entsprechend kleinem Bürstenkopf. Bei der Farbe der Zahnbürste ergeben sich eindeutige Vorlieben für die Farben Rot und Blau. Kinder sollten ihre Lieblingsfarben aussuchen können oder Bürsten mit kleinen Bildmotiven.

Die Zahnbürste besteht aus dem Stiel (Gesamtlänge der Zahnbürste), der sich in Griff und Bürstenkopf unterteilt, und den Borsten. Die Borsten sind, je nach Art der Zahnbürste, in unterschiedlich dicken Bündeln in den Borstenlöchern verankert (Abb. 29).

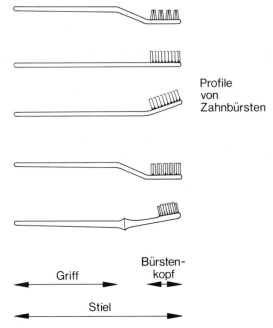

Abb. 29 Profile von Zahnbürsten

Der Stiel

Zur Herstellung des Stiels werden heute fast ausschließlich mehr oder weniger elastische Kunststoffe (Polystyrol u. a.) verwendet. Für den Effekt des Zähnebürstens ist dies nicht ausschlaggebend. Auch die Form des Stiels spielt keine entscheidende Rolle, aus der unterschiedlichen Handhaltung von Erwachsenen und Kindern ergibt sich die Zweckmäßigkeit seiner verschiedenen Formen. Er sollte vor allem für Kinder kompakt mit kantiger Rundung, also abrutschsicher sein. Der Benutzer soll die für ihn handlichste Zahnbürste wählen. Um die Innenseiten der Zähne beim Zähnebürsten besser erreichen zu können, ist am Übergang vom Bürstenkopf zum Stiel eine Einschnürung angebracht. Für Kinder wird ein um 16 Grad abgewinkelter Stiel empfohlen, durch den „die Steilhaltung" des Bürstengriffs in der Kinderhand ausgeglichen werden soll, was sich jedoch im Oberkiefer ins Gegenteil verkehrt. Generell dürfte ein gerader Stiel mit vorn abgerundetem Bürstenkopf am zweckdienlichsten sein. Die Länge der Zahnbürste ist verschieden, je nachdem, ob es sich um eine Zahnbürste für Kinder bzw. Jugendliche oder Erwachsene handelt. Als Richtmaße können 12,5 bis 15,5 cm für Kinder und Jugendliche gelten, und 15,7 bis 17 cm für Erwachsene.

Der Bürstenkopf

Besonders wichtig ist die Größe des Bürstenkopfes. Ist er zu groß, kann er im Mund nicht ausreichend bewegt werden, wodurch die zungenseitigen Flächen – vor allem bei Kindern und Personen mit engem Kieferbogen oder Würgereiz – ungenügend gereinigt werden. Als optimale Länge des Borstenfeldes können 2,5 bis 3 cm für Erwachsene, 2 bis 2,5 cm für Kinder genannt werden, als optimale Breite des Borstenfeldes 7 bis 10 mm.

Anordnung der Borstenbündel

Am zweckmäßigsten sind drei Borstenreihen mit je acht Borstenbündeln. Auf jeden Fall sollen die Abstände zwischen den Borstenbündeln weit sein; nur so ist eine ausreichende Säuberung der Zahnbürste möglich, und ihre Haltbarkeit wird dadurch erhöht.
Die einzelnen Bündel können dachförmig gegeneinander geneigt sein (sog. V-Stellung), sie können auch senkrecht nebeneinander stehen. Die Borstenenden sollen in jedem Fall parallel zum Bürstenkopf (planes Borstenfeld) verlaufen, da sich über das Niveau hinausragende Bündel vorzeitig abnützen und dadurch „waffenähnliche" Form annehmen, wodurch Zähne und Zahnfleisch geschädigt werden können. Deshalb sollen auch die Enden der einzelnen Borsten abgerundet sein.
Multituft-Zahnbürsten sind Kurzkopfzahnbürsten mit einer großen Zahl und damit zwangsläufig engstehenden Borstenbündeln (Abb. 30); mit ihnen will man eine optimale Flächendeckung erzielen. Jedes Bündel hat eine Vielzahl dünner, flexibler und dennoch

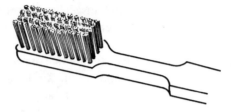

Abb. 30 Multituft-Zahnbürste

robuster Kunststoffborsten (pro Bündel ca. 40 Polyamid-Fasern), die eine sanfte und intensive Massage des Zahnfleisches bewirken. Sie gleiten infolge ihrer hohen Elastizität auch in die Interdentalräume. Mit wenigen Ausnahmen können vielbündelige Zahnbürsten vor allem Erwachsenen empfohlen werden, sie sind auch in der für Kinder richtigen Größe erhältlich. Wegen des Engstands der Borstenbündel ist bei Kindern die Säuberung der Bürste von einem Erwachsenen zu kontrollieren.

Länge und Durchmesser der Borsten

Die Länge der Borsten soll 10 bis 11 mm betragen. Ihr Durchmesser beträgt bei weichen Bürsten zwischen 0,17 und 0,20 mm, bei mittelharten Bürsten 0,25 mm und bei harten Bürsten 0,30 mm. Die besonders flexible Faser der „Multituft-Zahnbürste" hat einen Durchmesser von etwa 0,20 mm.

Material der Borsten

Heute besteht Einigkeit darüber, daß Kunststoffborsten (aus Polyamid wie Nylon, Dralon, Perlon usw.) geeigneter sind als Naturborsten. Naturborsten sollten überhaupt nicht verwendet werden, da sie zu wenig steif sind, als daß sie die beiden Funktionen der Zahnbürste – Reinigung und Massage – erfüllen könnten. Außerdem sind sie wegen ihres Markkanals, der Mikroorganismen Zuflucht bietet, hygienisch nicht einwandfrei. Sie trocknen schlecht, splittern in scharfen Kanten, gefährden daher Zahn wie Zahnfleisch und können an der Spitze nicht abgerundet werden.

Im Gegensatz dazu ist die Kunststoffborste glatt und porenfrei sowie immer von gleicher Qualität, sie nimmt keine Feuchtigkeit auf, hat hohe Abrieb- und Formfestigkeit und kann an der Spitze rundgeschliffen werden, so daß Zahn- und Zahnfleischverletzungen weitgehend ausgeschlossen sind. Auch kann sie in beliebigen Härtegraden hergestellt werden. Gerade dies ist von beträchtlicher Bedeutung: Kinder brauchen weichere Borsten als Erwachsene; weiterhin muß der Zahnarzt die Möglichkeit haben, dem Patienten je nach individuellen Verhältnissen verschiedene Härtegrade zu empfehlen.

Die „Härte" einer Zahnbürste ist, neben dem Borstendurchmesser, auch von der Besatzdichte und Borstenlänge abhängig. Viele dünne, dichtstehende Borstenbündel ermöglichen mehr Krafteinwirkung, und das Zahnfleisch wird nicht „gestochen". Außerdem verschwindet die Zahnpaste nicht so schnell in den Zwischenräumen; die Folge ist eine bessere Scheuerkraft.

Im allgemeinen sind Bürsten mit mittelharten Borsten für das gesunde Zahnfleisch, weiche Borsten bei empfindlichem, leicht blutendem Zahnfleisch und entzündlichen Veränderungen des Zahnfleischrandes, vor allem für Kinder und bei stark entzündetem, schmerzhaftem Zahnfleisch vorübergehend zu empfehlen.

Pflege der Zahnbürste

Zahnbürsten müssen gepflegt und richtig aufbewahrt werden. Nach Gebrauch sind sie gründlich zu spülen und Zahnpastereste zu entfernen. Falsch ist es, sie naß in einem Schrank oder Behälter aufzubewahren; richtig dagegen, sie mit dem Bürstenkopf nach oben in den Zahnbecher gestellt oder horizontal, mit den Borsten nach unten über den Zahnbecher gelegt, trocknen zu lassen. Die Trocknung entzieht den Bakterien den Nährboden.

Lebensdauer

Die Zahnbürste hat ausgedient, wenn sich Borsten verbiegen oder sonst verformen.

Auf folgendes ist beim Kauf einer Zahnbürste zu achten: im Verpackungsbehälter muß der Bürstenkopf sichtbar sein, die Härtegradangaben sollten ersichtlich sein!

3. Zahnbürsten besonderer Art

a) *Zahnbürsten für die Reise* oder Aufenthalte außer Haus sind zusammensteckbare Zahnbürsten, Bürsten mit Schutzkappen für den Bürstenkopf sowie Zahnpflegetaschensets, die sich in einer Handtasche gut unterbringen lassen. Das Taschenset besteht aus einem kleinen flachen Spülbecher, der Zahnbürste und Zahnpaste.

b) *Einmal-Zahnbürsten* sind Zahnbürsten mit einem eingearbeiteten Zahnputzmittel. Zweckmäßig sind sie u. a. für Hotels, Krankenhäuser, in der Sprechstunde für Übungszwecke und für Patienten, die direkt von der Arbeit in die Praxis kommen.

c) *Eine Sulkus-Zahnbürste* mit lediglich zwei vielgebündelten Borstenreihen wird zur Reinigung und Massage von Zahnfleischtaschen, überkronten Zähnen und festsitzenden kieferorthopädischen Geräten verwendet (Abb. 31), ebenso haben sich Spezialzahnbürsten bei kieferorthopädischen Bebänderungen bewährt.

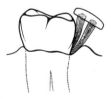

Abb. 31 Sulkus-Zahnbürste, reicht in die Zahnfleischtasche

d) *Elektrische Zahnbürsten*

• Die Möglichkeiten ihres Antriebs sind:
  Batterien. Sie müssen immer wieder erneuert werden, was trotz der relativ geringen Anschaffungskosten ein gewisser Nachteil ist; bei schwacher Batterie ist die Durchzugskraft der Zahnbürste ungenügend.

Elektrischer Anschluß durch Kabel. Erforderlich ist ein Steckkontakt im Bad.

Aufladung mit Induktionsstrom durch ein Ladegerät. Beim Gebrauch ist kein Kabel im Weg, deshalb besonders geeignet für Behinderte. Für kurze Reisen ist die Mitnahme des Ladegeräts nicht erforderlich.

• *Ihr zweckdienlichster Bewegungsablauf* ist wohl die Schwingbewegung (also in Achsenrichtung der Zähne), die mit einer Vor- und Rückwärtsbewegung kombiniert werden kann (Abb. 32). Wichtig sind kraftvolle Bewegungen, die den bei der Zahnreinigung erforderlichen Auflagedruck überwinden. Erwähnenswert ist ein Gerät, das erst bei einem bestimmten Auflagedruck und senkrechter Stellung der Borstenbündel zur Zahnfläche elliptische Bewegungen ausführt.

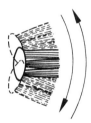

Abb. 32 Schwingbewegung des Bürstenkopfes einer elektrischen Zahnbürste

• *Vorteile der elektrischen Zahnbürste:* Kleines Borstenfeld, so können auch schlecht zugängliche Stellen gereinigt werden. (Die Bürsten haben eine relativ kurze Lebensdauer, bei manchen dieser Geräte ist die Ersatzbürste zu teuer.) Die Bürste gewährleistet die erforderlichen Putzbewegungen. Wegen der Dicke des Stiels ist sie jedoch frühestens im Schulalter zu empfehlen. Sie erleichtert alten, kranken und behinderten Menschen sowie schlecht zu Belehrenden die Mundpflege. Bei älteren Kindern wird der Spieltrieb geweckt und so ihre Benutzung angeregt.

Aber auch mit der besten Technik, mit individueller Reinigungsmethode und Ergänzungshilfen ist eine vollständige Reinigung der Interdentalräume von Belägen in ungünstigen Fällen nicht möglich. Unbedingt notwendig ist daher die gezielte Ernährungslenkung. *Merke:* Die beste Zahnbürste ist die, die in passender Größe häufig und richtig benutzt wird. Zweitrangig sind die Gestaltung des Stiels oder die unterschiedliche Länge und Stärke der Borsten. *Ein sauberer Zahn wird nicht krank, dies gilt für seine Hartsubstanz und seinen Halteapparat!*

VI. Die Systematik der Reinigung

Bei der Reinigung ist immer die gleiche Reihenfolge des Vorgehens einzuhalten, gleichgültig nach welcher Methode sie erfolgt. Nur so wird kein Zahn vergessen (Abb. 33).

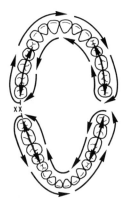

Abb. 33 Systematik des Bewegungsablaufes bei der Zahnreinigung (x = Beginn)

Dieser automatisierte Bewegungsablauf ist auch von Kindern zur Kontrolle vor einem Spiegel auszuführen. Bei Kleinkindern und noch Ungeübten muß man die Systematik entsprechend anpassen (siehe S. 108). Immer ist vor und nach der Reinigung gründlich auszuspülen. Die Spülflüssigkeit wird wiederholt mit der Zunge durch die Zahnreihen unter Aufblasen von Wangen und Lippen kräftig durchgepreßt. Dies wird so oft wiederholt, bis sie klar ist. Eine Kontrolle hat man durch das Zurückgeben der Spülflüssigkeit in einen Glasbecher.

Die Reinigung beginnt beispielsweise an den Außenflächen der Zähne im Mundvorhof (vestibulär) und zwar in 2–3 Zähne umfassenden Abschnitten (Abb. 34) entsprechend der Größe des Borstenfeldes. Die Eckzähne bilden jeweils die Begrenzung eines Abschnitts. Damit wird ein übermäßiger Druck auf den Zahnhals bzw. das Zahnfleisch des Eckzahns vermieden.

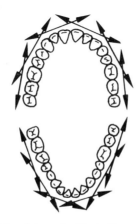

Abb. 34 Systematik der Zahnreinigung in Abschnitten

Der bereits Geübte beginnt bei leicht geöffnetem Mund an der am *schwierigsten zugänglichen* Stelle, d. h. der Rechtshänder am letzten Zahn im rechten Unterkiefer (der Linkshänder am letzten Zahn im linken Unterkiefer) auf der Zungenseite. Es folgen das Eckzahngebiet, die Front, die Eckzahngegend der anderen Seite und dann die Seitenzähne links. Anschließend reinigt man in derselben Reihenfolge die Zähne im Oberkiefer. In gleicher Reihenfolge erfolgt die Reinigung der Zahnaußenflächen im Ober- und Unterkiefer. Zum Schluß werden die Kauflächen der Zähne beider Kiefer in der gleichen Reihenfolge gebürstet. Die Bürste soll auf der Zahnfläche mit so viel Druck aufgesetzt werden, daß sich die Borsten leicht

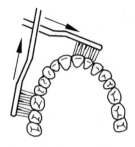

Abb. 35 Zahnreinigung: Richtung des Bürstengriffes

biegen. Der Bürstengriff bildet eine geradlinige Verlängerung der zu reinigenden Fläche (Abb. 35).

Anfänger und Ungeübte beginnen an der *am besten zugänglichen* Stelle, d. h. bei den Frontzähnen bzw. den Außenflächen im Seitenzahngebiet, der Rechtshänder links und der Linkshänder rechts. Erfahrungsgemäß werden beim Rechtshänder die rechte Seite und vom Linkshänder die linke Seite vernachlässigt, weil die Bewegungen der Hand in diesen Bereichen mehr Schwierigkeiten bereiten. Kinder bürsten die Außenflächen der Zähne bei aufeinandergestellten Schneidezahnkanten. Bis zum Alter von 5–7 Jahren (je nach Geschicklichkeit) kann die Reinigung der schwierigen Lingualflächen wegfallen, sie werden bei der Kauflächenreinigung miterfaßt (kurze Kronen der Milchzähne). Kleinkinder im Alter von 3–5 Jahren bürsten zunächst lediglich die Kauflächen horizontal (Abb. 36; siehe Seite 108 ff).

Abb. 36 Kauflächenreinigung beim Kleinkind

VII. Die Methoden der Zahnreinigung

Jede Methode der Reinigung muß die Tatsache berücksichtigen, daß die Zähne in ihrer Achsenrichtung etwa senkrecht im Kiefer stehen. Die wesentliche Richtung bei der Reinigung der Außenflächen muß dabei senkrecht verlaufen. Bei einer horizontalen Bewegung werden die Beläge und Speisereste in die Zwischenräume hineingebürstet und hineingepreßt. Beispiele für den Patienten sind die Reinigung eines Kammes mit Watte zwischen den Zähnen als Belag oder der Rippen eines Heizkörpers.
Die Reinigung insgesamt erfolgt gemäß der Systematik in einzelnen Abschnitten.
Die Methoden unterscheiden sich im Ansatz des Borstenfeldes am Zahn bzw. Zahnfleisch, in seiner Neigung zur Zahnachse am Beginn und Ende der Bewegung sowie im Bewegungsablauf selbst. Entsprechend sind die Wirkungen der Reinigung und Massage unterschiedlich (Abb. 37). Anordnung und Zahl der Borstenbündel haben bei bestimmten Methoden ebenfalls eine Bedeutung.

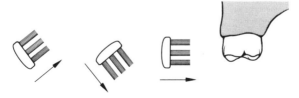

Abb. 37 Unterschiedlicher Ansatz des Borstenfeldes an der Außenfläche

Die Kauflächen sollten in kleinen, kreisenden bzw. vibrierenden Bewegungen von hinten nach vorne bis zum Eckzahn gebürstet werden. Das Borstenfeld steht dabei senkrecht auf der Kaufläche. Bei der vor allem für Kinder zunächst empfohlenen Schrubbmethode (Hin- und Herbewegen) ist wegen der Beläge in den Fissuren auf genügenden Druck zu achten.
Ein besonderer Hinweis auf die distale Fläche des letzten Zahnes in der Zahnreihe sowie die Kaufläche noch nicht vollständig durchge-

brochener Zähne ist notwendig (siehe Abb. 10). Beim Bürsten immer den erforderlichen Druck ausüben, die Zähne nicht nur streicheln! Die Borsten müssen sich leicht durchbiegen. Durch oberflächliches Zähneputzen können zwar bestimmte Plaquebakterien entfernt werden, besonders haftfähige Plaquebakterien dagegen vermehren sich weiter. Zweckdienlich erfolgen die Mundhygieneerläuterungen an Gipsmodellen der eigenen Zähne des Patienten. So können alle gerade ihn betreffenden schwierig zugänglichen Stellen (Problemzonen) gezeigt werden.

1. Horizontale Methode – auch „Schrubbmethode"

Die Bürste wird an den Außen-, Innen- und Kauflächen fortschreitend nach der Systematik horizontal hin- und herbewegt (Abb. 38). Zu Beginn, während und am Ende der Bewegung steht das Borstenfeld im rechten Winkel auf den Außenflächen der Zähne.

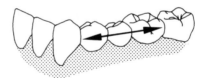

Abb. 38 Horizontalmethode („Schrubbmethode"); Hin- und Herbewegung

Besonderheiten der Methode

Die Bewegung erfolgt aus dem Schulter- und Ellenbogengelenk. Sie ist leicht und mühelos auszuführen, daher weit verbreitet (angeblich zu 40 bis 90%).
Diese Methode ist abzulehnen bzw. schädlich, weil

- die Speisereste und Beläge in die Interdentalräume hineingebürstet werden,

- der Gingivalsaum geschädigt wird und der Zahnfleischrand zurückweicht. Damit sind im freiliegenden weicheren Zahnzement

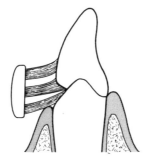

Abb. 39 Keilförmiger Defekt durch Schrubbmethode

des Zahnhalses keilförmige Defekte besonders im Eckzahngebiet möglich (so kann man feststellen, ob es sich um einen Rechts- oder Linkshänder handelt. Die Defekte sind beim Rechtshänder links; Abb. 39),

• nur die Stellen erreicht werden, die beim Kauen von harter Nahrung ohnedies eine gewisse Selbstreinigung erfahren.

Zweckdienlich ist die Schrubbmethode auf den Kauflächen bei Kindern im Alter von 2 bis 3 Jahren, bis eine Sicherheit in der Bürstenführung erreicht ist. Bei den kurzen Kronen der Milchbackenzähne werden dabei gleichzeitig die Seitenflächen miterfaßt (siehe Abb. 36).

2. Vertikale Methode – auch „Rot-Weiß-Methode" (nach Hirschfeld; Rot = Zahnfleisch, Weiß = Zahn)

Die Bürste wird an den Außen- bzw. Innenflächen der Zähne unter Einbeziehung des Gingivalsaumes fortschreitend, gemäß der Systematik, vom Zahnfleisch zur Zahnkrone auf- und abbewegt (Abb. 40).
In allen Phasen der Bewegung steht das Borstenfeld im rechten Winkel auf den Seitenflächen. Dabei sind die Zahnreihen geschlossen oder leicht geöffnet oder in Abbißstellung.

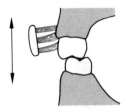

Abb. 40 Vertikale Methode; Auf- und Abbewegung

Besonderheiten der Methode

Bei ständigem Kontakt der Bürste mit den Außenflächen erfolgt durch das Auf und Ab eine Rot-Weiß-, jedoch auch eine Weiß-Rot-Bewegung. Bei einer kreisförmigen Rückführung der Bürste von Weiß nach Rot ohne Kontakt mit der Zahnfläche ist dieser Nachteil zu vermeiden; ein solcher Bewegungsablauf ist für die meisten Patienten jedoch nur schwierig durchzuführen. Die Methode ist daher kaum zu empfehlen.

3. Rotationsmethode – auch „Methode nach Fones"

Die Bürste wird an den Außen- und Innenflächen in kleinen Kreisen unter Einbeziehung des Gingivalsaumes fortschreitend, gemäß der Systematik, bewegt. In allen Phasen der Bewegung steht das Borstenfeld im rechten Winkel auf den Außenflächen (Abb. 41).

Besonderheiten der Methode

Kinder bürsten in Abbißstellung obere und untere Außenflächen gleichzeitig in möglichst kleinen kreisförmigen Bewegungen. Man sagt ihnen, sie sollen kleine Kreise auf die Zähne malen. Für die Innenflächen sind Auf- und Abbewegungen bzw. kleine Kreis- oder Auswischbewegungen angezeigt. Da die Borsten zu Beginn noch trocken und hart sind, sollten Kinder zuerst die Kauflächen bürsten. Jugendliche und Erwachsene bürsten in gleicher Weise oder bei

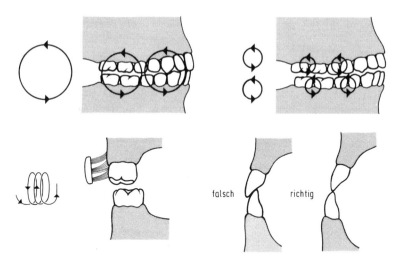

Abb. 41 Möglichkeiten der Rotationsmethode (Oberkiefer- und Unterkiefer-Außenflächen gleichzeitig oder getrennt). Rechts unten: falsche und richtige Stellung der Frontzähne beim Bürsten

leicht geöffnetem Mund die oberen und unteren Außenflächen in kleinen kreisförmigen, nahezu rüttelnden Bewegungen. Sie sind etwa so auszuführen, als ob man sich kreisend in den Zahn hineinbohren wollte. Die Innenflächen werden nach Möglichkeit ebenfalls mittels kleiner Kreisbewegungen oder mittels einer Auswischbewegung vom Zahnfleischrand in Richtung Zahnkrone gereinigt.

Die Methode ist leicht erlernbar, effektiv und damit die Methode der Wahl für Kinder im Vorschulalter. Der Zeitaufwand beträgt für jeden Quadranten jeweils für Außen-, Innen- und Kauflächen etwa 15 Sekunden, also insgesamt mindestens 2–3 Minuten. Für Kinder bis zum 7. Lebensjahr ist die Reinigung der Innenflächen manchmal zu schwierig. Sie kann durch den Hinweis erleichtert werden, die Zahnbürste zu Beginn unter der Zunge zu verstecken. Bei dieser Methode werden für Erwachsene Bürsten mit dicht nebeneinander stehenden Borstenbündeln (multitufted) empfohlen, vor allem dann, wenn es sich darum handelt, gleichzeitig leicht empfindliches Zahnfleisch zu massieren.

4. Rollmethode – auch „Auswischtechnik", „rollender Strich"

Das Borstenfeld wird an den Außen- und Innenflächen der Zähne in einer drehenden Bewegung mit dem Stiel der Bürste, bzw. in einer Rotation um die Griffachse unter Einbeziehung des Gingivalsaumes bewegt. Die Drehbewegung wird mit dem Handgelenk und dem Unterarm ausgeführt (Abb. 42).

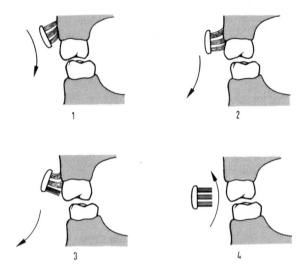

Abb. 42 Rollmethode; verschiedene Stellungen des Borstenfeldes während der Drehbewegung bei der Reinigung am Oberkiefer in der Reihenfolge 1 bis 4

Besonderheiten der Methode

Zu Beginn der Bewegung wird das Borstenfeld mit seiner Seitenfläche in etwa 45 Grad zur Zahnachse an der Gingiva angesetzt (1) und so fest angedrückt, daß die Gingiva leicht blaß wird. Durch eine Drehung des Griffes wird das Borstenfeld über die Gingiva und die Außenflächen der Zähne in Richtung zur Krone abgerollt. Am Schluß der Bewegung steht das Borstenfeld nahezu im rechten Winkel zur Kaufläche (2,3). Diese Bewegung wird in jedem Abschnitt etwa 5mal wiederholt, jeweils getrennt für Ober- und Unterkiefer. Die Rückführung erfolgt ohne Berührung von Zahn und Gingiva (4). Die Methode ist zur Reinigung und Massage besonders effektiv. Sie ist nicht leicht zu erlernen und mitunter sehr ermüdend. Für Kinder unter 10 Jahren ist sie zu schwierig; wegen der im Kindesalter noch unterentwickelten Feinmotorik der Hand wird sie nicht wirkungsvoll und nur ungern angewendet.

Die Rollmethode mit *zusätzlicher* Vibration wird auch als *Stillman-Technik* bezeichnet. Die gewünschte Massage des Zahnfleisches wird dadurch verbessert.

5. *Vibrationsmethode nach Bass – auch Rütteltechnik*

Das Borstenfeld wird an den Außenflächen der Zähne in einem Winkel von 45 Grad zur Wurzelspitze so angesetzt, daß die Borstenspitzen je zur Hälfte Zahnfleisch und Außenflächen der Zähne berühren (Abb. 43).

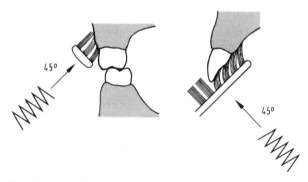

Abb. 43 Vibrationsmethode nach Bass

Besonderheiten der Methode

Unter mäßigem Druck erfolgen etwa 20 kleine rüttelnde Bewegungen auf der gleichen Stelle. Dabei dringen die Borsten unter ständigem, geringfügig verändertem Kontakt mit Gingiva und Zahnfläche

in die Interdentalräume und in vorhandene Taschen ein. Die Innen-
flächen werden in gleicher Weise, besonders an der Front, mit dem
Ende des Bürstenkopfes gereinigt (geteiltes Borstenfeld). Entsprechend der Systematik wird abschnittweise weitergegangen.
Die Methode erfordert Kurzkopfbürsten mit einer großen Zahl von
Borstenbündeln und vor allem mit sehr elastischen Borsten (multitufted). Nur dann sind rüttelnde Bewegungen auf der gleichen
Stelle, das heißt bei praktisch stehender Bürste, möglich.
Die Methode ist geeignet für Jugendliche und Erwachsene, sie ist
die Methode der Wahl für dieses Lebensalter. Mit den kleinen Vi-
brationsbewegungen wird die mikrobielle Plaque gelöst, anschließend wird sie durch gründliches Ausspülen entfernt. Neben der
Reinigung, insbesondere des marginalen Drittels des Zahnes, bewirkt sie eine Massage der Gingiva, deshalb ist sie besonders zur
Vorbeugung und Behandlung von marginalen Parodontopathien zu
empfehlen.

6. Vibrationsmethode nach Charters

Die Methode dient nicht zur Reinigung der Zähne, sie bewirkt aber
eine intensive Zahnfleischmassage nach der Reinigung und findet
vor allem bei und nach der Behandlung von Parodontopathien ihre
Anwendung (Abb. 44).
Das Borstenfeld wird in einem Winkel von 45 Grad zur Zahnachse
angesetzt. Dabei zeigen die Borstenenden zur Krone und berühren
die Außenflächen des Zahnes, jedoch noch nicht die Gingiva.

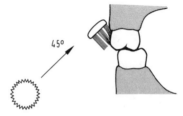

Abb. 44 Vibrationsmethode nach Charters

Besonderheiten der Methode

Mit leichtem Druck werden die Borsten in Richtung Interdentalraum geschoben. Damit kommen die Seiten der Borsten in Kontakt
mit der Gingiva. In dieser Lage erfolgen kleine kreisende bzw. vi-
brierende Bewegungen, die eine intensive Massage der Gingiva bewirken. Der Druck mit den Seitenflächen der Borsten auf die Gingiva wird mehrmals unterbrochen, bevor abschnittsweise weitergegangen wird. Einer solchen Zahnfleischmassage muß eine exakte
Konkremententfernung vorangegangen sein (siehe Seite 38 bei
„Subgingivaler Zahnstein“).
Die Anwendung der Methode dauert mindestens 8 Minuten. Sicher
sind nur an Parodontopathien erkrankte Patienten bereit, sie kor-
rekt auszuüben.

Beachte:

Entscheidend für die Wahl einer wirkungsvollen, individuellen Methode und der zweckdienlichsten Zahnbürste sind der Befund des
Kauorgans sowie die Zuverlässigkeit und die Geschicklichkeit des
Patienten. Daher ist auch die Abwandlung einer der angeführten
Methoden zu erwägen, zum Beispiel eine *modifizierte Bass-Tech-
nik.* Die Zahnbürste wird dabei rüttelnd in einer Drehbewegung
über Gingiva und Außenfläche des Zahnes abgerollt. Notwendig ist
immer die Kontrolle im Spiegel. Das Beherrschen einer Methode ist
wichtiger als deren Wahl.

VIII. Belagentdecker – Plaqueindex – Sulkusblutungsindex

Belagentdecker (Revelatoren) sind Tabletten, imprägnierte Färbe-
stäbchen und Pellets, Gelées oder Flüssigkeiten zum Markieren der
Plaque. Sie enthalten synthetische Farbstoffe, z. B. Erythrosin, ba-
sisches Fuchsin, Malachitgrün, Tartrazin mit Patentblau. Ihre Aufgabe ist es, die wenig kontrastreichen Beläge darzustellen und damit
Fehler bei der Reinigung zu demonstrieren. Vernachlässigte Zonen

werden entdeckt, und die Selbstkritik wird herausgefordert. Die Schwierigkeiten einer einwandfreien Reinigung werden aufgezeigt und so eine korrekte Ausführung ermöglicht. Die Belagentdecker dienen somit der Aufklärung und Erziehung zur richtigen Mundhygiene.

1. Belagentdecker

Anwendung durch den Patienten:

- *Tabletten.* Nach gründlichem Ausspülen Tablette zerkauen und ca. 1 Minute lang mit der Zunge über alle Zähne verteilen. Vorsicht beim Ausspucken in einen mit Wasser gefüllten *Spülbecher* (am besten Papierbecher wegen Farbspritzern)! Deshalb auch den Becher bei fließendem Wasser direkt in den Ausguß gießen! Ein- bis zweimal nachspülen! Erythrosin enthält Jod in festgebundener Form, wirkt also nicht allergisierend.

- *Lösungen.* Nach gründlichem Ausspülen die empfohlene Anzahl von Tropfen in einen mit einem Schluck Wasser gefüllten Becher geben! Etwa eine Minute kräftig im Mund umspülen! Weiteres Vorgehen wie oben. Man erzielt eine intensive und eindrucksvolle Färbung.

Verwendung in der Sprechstunde:

Man kann die Lösung bzw. das Gel unverdünnt mit Wattestäbchen oder kleinem Wattebausch entlang dem Gingivalsaum oder auf die Zahnflächen aufpinseln.

Beachte zur Anwendung:

Erst wenn die Technik der Zahnreinigung beherrscht wird und nach dem Putzen ist eine Kontrollfärbung vorzunehmen. Die Lippen sind vorsorglich mit Vaseline einzufetten. Der Patient sollte anschließend wegen seiner roten Zunge direkt nach Hause gehen können. Falsch ist es, einem Kind Beläge anzufärben und es dann zur Zahnreinigung nach Hause zu schicken; es könnte möglicherweise ausgelacht werden. Wenn ein Kind mit belagfreien Zähnen, jedoch mit einer Gingivitis in die Sprechstunde kommt, ist es sehr wahrscheinlich, daß die Zahnreinigung nur wegen des Besuches beim Zahnarzt vorgenommen wurde.

Zu erwähnen sind hier Zweifarbenpräparate zur Abgrenzung alter (blauer Farbton) und neugebildeter (roter Farbton = dünne Schicht) Plaque.

Immer ist bei der Anfärbung von Belägen die Mentalität des Patienten zu beachten, er kann darauf sehr negativ reagieren.

Verwendet werden in der Sprechstunde und von Patienten auch Tabletten oder Lösungen, welche die Zahnbeläge erst unter einer bestimmten Lichtquelle, z. B. Blaulicht, besonders im abgedunkelten Raum, fluoreszierend gelb-grün sichtbar machen. Es handelt sich um die sogenannten optischen Aufheller, die in ähnlicher Art Waschpulvern und Seife als „Weißmacher" zugesetzt werden. Schädigungen kann man nicht ausschließen, deshalb ist eine beschränkte Verwendung angezeigt. Die Darstellung der Beläge ist nicht so intensiv wie bei den üblichen Revelatoren, andererseits fällt der Patient anschließend in der Öffentlichkeit nicht auf. Bei Verwendung einer farblosen, leicht abspülbaren Lösung werden die Beläge bei Tageslicht in einem Spezialspiegel (obere Spiegelhälfte mit blauem Filter versehen) sichtbar. Bei starken Belägen gelingt auch die Einfärbung mit Heidelbeerkompott.

Im Handel sind eine Vielzahl von Tabletten, Lösungen, Gelatinekapseln, mit Markierfarbe imprägnierte Wattestäbchen usw. Preisgünstig ist der Bezug einer Praxispackung.

2. Indizes

Zahnflächen mit Belägen fühlen sich beim Betasten mit der Zunge stumpf an und sehen auch stumpf aus. Eine wertvolle Hilfe ist die Feststellung des jeweiligen Plaqueindex während eines ganzen Behandlungsablaufes. Zu empfehlen ist der von *Lange* angegebene Approximalraum-Plaque-Index (API). Hierzu wird die Summe der angefärbten interdentalen Plaque festgestellt und in einen Status eingetragen.

Der 1. und 3. Quadrant wird von oral und der 2. und 4. Quadrant von bukkal gewertet. Bei häufigen Kontrollen sind die Meßräume zu wechseln, um zu vermeiden, daß der Patient gezielt nach dem erhobenen Befund reinigt. Der Plaquebefall errechnet sich nach folgender Formel:

API = Gesamtzahl der positiven Plaquestellen x 100, geteilt durch die Gesamtzahl der Meßpunkte. Ziel ist ein API-Wert unter 30% (Abb. 45).

Damit kann dem Patienten mittels einer objektiven Zahl der Erfolg seiner Bemühungen bestätigt werden.

Beim *Oral-Hygiene-Index* (OHI) werden getrennt weiche und harte Ablagerungen bestimmter Zähne ohne Anfärbung nach dem Grad ihrer Ausdehnung gezählt. Die OHI-Zahl ergibt sich aus den weichen und harten Belägen von insgesamt 6 nach dem stärksten Belagansatz ausgewählten Zähnen. Der OH-Plaque-Index und der OH-Zahnstein-Index werden je nach Zahn berechnet.

Beim Plaque-Index nach *Quigley-Hein* (QH-Index) erfolgt die Bestimmung an den angefärbten Fazial- und Oralflächen in fünf Bewertungsgraden. In vereinfachter Form werden nach *Ramfjord* nur die fazialen Flächen der Zähne 16, 21, 24, 44, 41 und 36 erfaßt. Eine Auswertung kann auch lediglich nach den Kriterien „Plaque" und „plaquefrei" erfolgen. Dies sollte der Patient im Spiegel mitbeobachten.

Geradezu unentbehrlich zur Motivation des Patienten wie auch diagnostisch aufschlußreich ist der *Papillen-Blutungs-Index* (PBI) oder *Sulkus-Blutungs-Index* (SBI) nach *Saxer* und *Mühlemann*. Die Sulkusblutung wird mit einer stumpfen Parodontalsonde provoziert und, unterschiedlich nach vier Schweregraden, in ein Schema eingetragen. Gegebenenfalls wird der API erst nach dem SBI erhoben. Die Sondierung erfolgt zur Hälfte fazial und zur Hälfte oral. Der Patient sieht dabei im Spiegel zu. Die Einteilung der provozierten Blutung in vier Grade dieses Papillenblutungsindex (PBI) ist in der täglichen Praxis mitunter umständlich. Aussagekräftig ist auch, wie beim API, die Feststellung einer Blutung ohne eine besondere graduelle Einteilung (siehe Abb. 45).

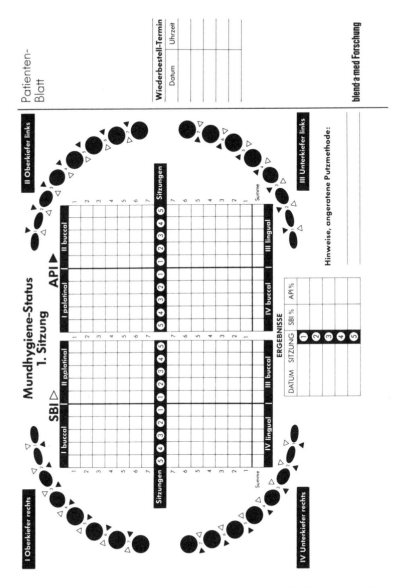

Abb. 45 Formblatt für den Approximalraum-Plaque-Index (API) und Sulkus-Blutungs-Index (SBI). Die Befunde von fünf Sitzungen können aufgezeichnet werden (Formblatt blend-a-med-Forschung). Siehe Seiten 105 bis 108

Zu erwähnen ist noch die Messung des Taschensekrets (Sulcus fluid) mit in den Sulkus eingebrachten Filterpapierstreifen, die drei Minuten liegen bleiben. Je nach Entzündungsgrad tritt vermehrt Sekret auf, das nach Anfärbung des Streifens in seinem Ausmaß sichtbar wird.

Dem Patienten kann man im Fall einer fortschreitenden Verringerung der Blutung aus den Blutungspunkten während eines Behandlungszeitraumes seine Mitarbeit objektiv nachweisen; er kennt die Fortschritte seiner eigenen Anstrengung. Blut ist für ihn, im Gegensatz zu einem angefärbten Belag, eher ein Krankheitssymbol und ein Warnsignal (Blut im Urin, Stuhl). Die Begriffe „gesund" und „krank" werden ernsthafter aufgenommen als die durch eine Anfärbung offenbarte Verschmutzung.

Jede intensive präventive Betreuung erfordert die ständig wiederholte Erhebung eines Index, um eine langfristige Motivation zu erreichen. Nebensächlich ist, welcher Index dabei benutzt wird.

IX. Besonderheiten der Mundhygiene in den einzelnen Altersstufen bei Kindern und Jugendlichen

Zahnreinigung ist auch bei Kindern unter Beachtung der Systematik und nach Möglichkeit vor einem *Spiegel* vorzunehmen. Entweder sollte das Kind einen eigenen Spiegel haben oder durch einen erhöhten Standplatz in den Badezimmerspiegel sehen können. Sogenanntes Trockenbürsten der Zähne, das heißt mit nasser Zahnbürste ohne Zahnpaste, ist die Grundlage der notwendigen, immer wieder zu kontrollierenden Übung zum Erlernen von Systematik und Methodik der Zahnreinigung.

Beginn

Die Mundhygiene beginnt nach dem Durchbruch aller Milchfrontzähne. Man wischt abends nach der letzten Mahlzeit mit einem Mulläppchen, Wattebausch oder Wattestäbchen die Zähnchen unter Einbeziehung des Zahnfleisches ab. Dies geschieht am besten auf der Wickelkommode oder auf dem Schoß unter Abstützen des Köpfchens. Bei manchen Kindern ist der Mund eine ausgesprochene Tabuzone; dann soll man das Kind durch „Zähnchen zeigen lassen" und „Lippenspiele" daran gewöhnen, den Mund zu öffnen.

1½- bis 3jährige Kinder

Im Alter von 1½ bis 3 Jahren leistet der Bürstenteil einer elektrischen Zahnbürste gute Dienste; auch die sogenannten „Putz-Lernbürsten" sind zu empfehlen, sie sollten dem „Multitufted-Prinzip" entsprechen (siehe Seite 88). Die Reinigung erfolgt nach der Abendmahlzeit ohne Zahnpaste mit dem Schrubben der Kauflächen der Milchbackenzähne und der Außenflächen der Frontzähne.

Zur besseren Gewöhnung kann man das Kind mit einer Zahnbürste spielen lassen. Zur Stärkung der Kaumuskulatur werden „Kautrainer" unterschiedlichster Form empfohlen.

3- bis 5jährige Kinder

Im Alter von 3 bis 5 Jahren sollte das Kind möglichst nach dem Frühstück, immer jedoch nach dem Abendessen und nach dem Genuß von Süßem versuchen, zunächst die Kauflächen mit horizontalem Schrubben zu reinigen. Sobald es die Führung einer Kinderzahnbürste beherrscht, wird unter Aufsicht die Reinigung der Außenflächen nach der Rotationsmethode eingeübt. Das Kind soll kleine Kreise unter Einbeziehung des Zahnfleisches „aufmalen". Es bürstet zunächst von der Front nach distal; erst nach genügender Übung wird am letzten Zahn im Seitenzahngebiet begonnen. Wenn das Ausspülen erlernt ist, kann eine Zahnpaste verwendet werden. Zu bezweifeln ist, ob gesüßte Zahnpaste als sinnvoller Beweggrund für die Zahnreinigung gelten kann. Bunte Zahngels sind beliebt, ebenso wie bestimmte Geschmacksrichtungen. Zur korrekten Einübung und Kontrolle ist dem Kind wiederholt die Hand zu führen. *Abends muß man regelmäßig nachputzen.*

5- bis 7jährige Kinder

Im Alter von 5 bis 7 Jahren soll das geübte Kind beginnen, die Innenseiten im Seitenzahnbereich mit dem vorderen Teil des Borstenfeldes und die der Frontzähne evtl. mit der geteilten Bürste (die Hälfte des Borstenfeldes in Richtung Griff bleibt außen) in kleinen Kreisbewegungen oder – leichter für das Kind – in Auf- und Abbewegungen bei steiler Bürstenhaltung zu reinigen. Immer wieder muß man abends nachputzen! Eine Fluoridzahnpaste kann verwendet werden, wenn das Ausspülen beherrscht wird.

7- bis 14jährige Kinder
Bei den 7- bis 14jährigen ist vor allem auf die Reinigung der durchbrechenden Backenzähne zu achten. Unverhoffte wöchentliche Kontrollen durch Verwendung eines Vergrößerungsspiegels oder von Färbetabletten sind notwendig. Die Kauflächen werden von jetzt an in kleinen Bewegungen von hinten nach vorn bis zum Eckzahn gebürstet. Dabei stehen die Borsten senkrecht auf der Kaufläche.

Dauer
Die Dauer der Mundhygiene soll von zunächst etwa einer halben Minute beim Kleinstkind bis zu 2 Minuten Zähneputzen beim Vierzehnjährigen gesteigert werden, wobei *vor und nach jeder Zahnreinigung* gründlich zu spülen ist (siehe hierzu S. 92 f.).
Zahngesundheitserziehung verspricht Erfolg, wenn Information, Motivation und Übung des praktischen Verhaltens im Alter von zehn Jahren erfolgt sind; dann sollte das Zahngesundheitsbewußtsein entwickelt sein.

X. Ergänzungshilfen zur Mundhygiene

Die Ergänzungshilfen dienen in unterschiedlicher Weise der Verbesserung des mit einer Zahnbürste zu erzielenden Reinigungs- und Massageeffektes. Sie sollen vor allem die Hygiene der Interdentalräume unterstützen, weil diese mit der Zahnbürste nicht oder oft nur unvollständig zu säubern sind.
Als Mundpflegemittel bewirken sie in Verbindung mit der Zahnbürste die intensivere Reinigung der Zähne. Beim Verlust des Approxi-

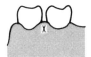 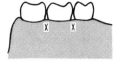

Abb. 46 Verlust des Approximalkontaktes (links) und Papillenschwund (rechts)

malkontaktes, beim Schwund der Papille (Abb. 46), bei Zahnlücken und Stellungsanomalien, beim Festsetzen von Speiseresten, nach chirurgischen Eingriffen, bei Zahnersatz, Schienungen und kieferorthopädischen Geräten sind Ergänzungshilfen zu empfehlen.

1. Mundpflegemittel

Man unterscheidet nach ihrem Zweck solche, die ausschließlich zur Reinigung der Mundhöhle verwendet werden, und solche, die auf Grund des Zusatzes bestimmter Wirkstoffe vorbeugend oder heilend wirken sollen; das sind Pasten (Zahnpasten), Flüssigkeiten (Mundwässer) und Pulver (Zahnpulver). Wesentliche Bestandteile der Zahnpasten sind Putzkörper (z. B. Kreide, Kalziumphosphat, unlösliches Natriummetaphosphat, Silicat), Feuchthaltemittel (z. B. Glyzerin, Sorbit), Netzmittel (bewirken Schaumbildung), Farbstoffe, Aromen, Süßstoffe, Konservierungsstoffe und Bindemittel. Die meisten sind auch den Zahnpulvern beigegeben; die Mundwässer enthalten desinfizierende Beigaben sowie Aroma- und Farbstoffe.

Bei einer guten Zahnpaste ist der Reinigungseffekt gegenüber der ausschließlichen Verwendung von Wasser um etwa 30% erhöht. Infolge der meist zu kurzen Reinigungszeit kann dadurch die Belagentfernung wenigstens einigermaßen erreicht werden. Durch zu grobe Putzkörper in den Zahnpasten sind allerdings auch Schäden an der Zahnhartsubstanz sowie an den Kunststoffteilen von Prothesen und Füllungen möglich. Empfehlenswert sind klinisch geprüfte Fluoridzahnpasten (siehe „Die Fluoridierung durch Zahnpasten", S. 137).

Der *Hauptzweck der Mundpflegemittel* ist die Intensivierung des
Reinigungsvorganges, außerdem erreicht man mit ihnen auch eine
Erfrischung der Mundhöhle und eine *Verbesserung des Atemgeru-
ches.* Normalerweise hat der menschliche Atem einen kaum wahr-
nehmbaren Geruch. Besteht übler Mundgeruch (Foetor ex ore),
wird er in den meisten Fällen durch Zersetzung von Eiweißstoffen in
Schlupfwinkeln der Mundhöhle (Karies, Zahnstein, Belag, Zahnfleischtaschen, Prothesen) infolge mangelhafter Mundhygiene verursacht. Krankhafte Vorgänge im Nasen- und Rachenraum, Erkrankungen des Magen-Darmkanals können zu üblem Atemgeruch
(sog. Halitosis) führen. Die Voraussetzung einer erfolgreichen Behandlung ist die Feststellung und Beseitigung seiner Ursache. Leider ist es oft so, daß der Betroffene den Foetor nicht bemerkt,
jedoch seine Umgebung dadurch belästigt. In solchen Fällen können symptomatisch Zahnpasten und Mundwässer mit Aromastoffen
empfohlen werden, sie enthalten oft zuckerhaltige Bestandteile und
beeinflussen die Bakterienflora der Mundhöhle nachteilig.
Eine Einwirkung der den Mundpflegemitteln zugesetzten *Medikamente* auf die Gesundheit der Mundhöhle ist nur begrenzt möglich.
Ihre Einzeldosis ist jeweils gering und wird durch den Speichel
schnell verdünnt, die Zeit des Kontaktes mit Zahn oder Zahnfleisch
ist relativ kurz. Im Handel sind z. B. Zahnpasten bzw. Pulver mit
erprobter Wirkung bei überempfindlichen Zahnhälsen und Entzün-
dungen des Zahnfleisches, ferner auch solche, die eine beginnende
Zahnsteinbildung vermindern.
Zahnpasten sind Kosmetika. Die Kosmetik-Verordnung verlangt
keine Auszeichnung über die Begrenzung ihrer Haltbarkeit. Bei
medizinisch geprüften Zahnpasten kann man jedoch davon ausgehen, daß sie innerhalb ihres Verwendungszeitraumes wirksam sind.
Weitere Voraussetzung für ihre Einwirkung ist die fortlaufende und
intensive Verwendung, die jedoch auch, je nach der individuellen
Reaktionslage, zu einer Schädigung der Gingiva führen kann; letz-
teres trifft auch auf Netzmittel in höherer Konzentration als 1,5%
zu. Eine wesentliche Wirkung bei der Vorbeugung von Zahnstein-
ansatz und der Besserung von Zahnfleischentzündungen hat die bei
einer exakten Reinigung erfolgte Belagentfernung.

Entsprechend wirksame Präparate sollen die *Belag-* bzw. *Säurebildung* durch eine Schädigung der Mikroorganismen vermindern. Dabei besteht jedoch für den Benutzer die Gefahr der Überempfindlichkeitsreaktion (Allergie), der Störung des bakteriellen Gleichgewichts sowie der schädlichen Anpassung der Mikroflora seiner Mundhöhle an diese Präparate. Das gleiche gilt für *Enzyme*, die den Belag abbauen bzw. das Bakterienwachstum und damit die Plaquebildung reduzieren sollen.

Der Plaqueentstehung kann auch durch keimhemmende Mittel vorgebeugt werden. Nachgewiesenermaßen gute reinigende und bakterizide Wirkung hat Wasserstoffsuperoxid-Lösung 3% (verdünnt 1 Eßlöffel auf ein Glas Wasser) oder mit besserer Haltbarkeit feste Peroxide in Einzelportionen (z. B. Kavosan).

Unter den *Chemotherapeutika* (chemische Mittel gegen Erreger) ist Chlorhexidin-diglukonat das zur Zeit wirksamste Antiplaquemittel. Durch seine intensive Haftung an den Belägen (bis zu 24 Stunden) wirkt es verstärkt antibakteriell und antimykotisch (pilzhemmend). Die Anwendung von Chlorhexidin-diglukonat erfolgt als Spüllösung oder als Gel; eine zweimalige tägliche Spülung mit einer 0,25% wäßrigen Lösung 15 bis 30 Sekunden lang verhindert die Plaquebildung. Sie ist angezeigt vor und nach chirurgischen Eingriffen im Mund, bei Kieferbrüchen, bei ulzerösen Gingivitiden und bei der Intensivpflege. Bei längerem Gebrauch kann es zu Verfärbungen von Zunge und Zähnen, geänderter Geschmacksempfindung und zu Läsionen (Verletzungen) der Schleimhaut kommen. Der Patient ist deshalb auf eine gezielte und zeitliche Begrenzung der Anwendung hinzuweisen! Weitergehende Nebeneffekte sind nicht bekannt.

Durch Fluoride in der Zahnpaste kann die Widerstandsfähigkeit des Zahnschmelzes gegen den Säureangriff erhöht werden. Näheres siehe unter „Vorbeugung durch Fluoride" (Seite 126).

Sicher ist für die Zukunft mit Antiplaque-Mitteln zu rechnen, die beim Gebrauch keine nachteiligen Wirkungen haben. Auf die Benutzung einer Zahnbürste kann aber wohl nie verzichtet werden.

2. Medizinische Zahnhölzer

Die üblicherweise benutzten Hartholzzahn „stocher" sind entweder
zu dick oder brechen leicht ab. Zu empfehlen sind Zahnhölzchen
aus weichem Holz, z. B. Balsaholz (Heyerdahls Floß Kon-tiki war
aus Balsaholz hergestellt). Sie haben einen dreieckigen Querschnitt
und sind spitz zulaufend; Holzstäbchen (Sticks) aus Eschenholz sind
noch widerstandsfähiger. Insbesondere zur Entfernung von Speiseresten und Plaque aus dem Interdentalraum sowie zur Massage der
Gingiva (Interdentalpapille) sind sie geeignet. Die Führung des
Hölzchens von vestibulär nach oral muß geübt und anfangs kontrolliert werden.

Anwendung: Vor Gebrauch mit Speichel befeuchten. Falls der Zwi-
schenraum zwischen den Zähnen zu eng ist, sind die Zahnhölzchen
mit den Zähnen flach zu pressen. Sie werden in Richtung Zahnkrone in einem Winkel von etwa 45 Grad, mit der flachen Seite zum
Zahnfleisch, eingeführt und etwa 5mal hin- und herbewegt. Wenn
das Holz bricht, war der Druck zu stark (Abb. 47).

Zahnhölzer sind nicht geeignet, wenn die Papille intakt ist, weil
dann die Gefahr ihrer Verletzung besteht.

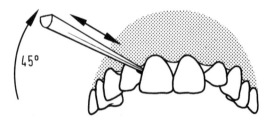

Abb. 47 Anwendung von Zahnhölzchen

Zahn „stocher" aus Plastik oder Horn sind kaum elastisch und nicht
zu empfehlen. Zweckdienlich sind auch Halter für besonders ge-
formte Holzstäbchen, vor allem im Backenzahngebiet.

Sind Speisereste am Kontaktpunkt eingeklemmt, ist mitunter die
vorsichtige Anwendung von „Zahnstochern" mit einem dünnen,

vorn stumpfen und flexiblen Metallblatt angezeigt. Ebenfalls empfehlenswert und unauffällig zu benutzen sind die elastischen und flexiblen, in Briefchen verpackten „dentistics". Diese modifizierten Zahnhölzchen sind vor allem zweckmäßig, wenn keine Naß-Putzmöglichkeit besteht. „Elmex-Zahnhölzchen" sind an ihrer Spitze mit Aminfluorid-Lösung getränkt, die dann zur Wirkung kommt.

3. Zahnseide, auch „Dentalseide" oder „Dental Floss"

Wegen ihrer vergrößerten, reinigenden Oberfläche ist eine abgeplattete und ungewachste Zahnseide zweckmäßig; sie wird auch „Dental Tape" genannt.
Bei größeren Approximalräumen ist „Super Floss" mit eingearbeitetem dehnbaren Faserteil und versteiften Enden oder „Brush and Floss-Zahnseide" auf einer Rolle ohne versteifte Enden zu empfehlen.
Indikation: Zur Plaquebeseitigung im Interdentalraum (Abb. 48).
Anwendung: Einen ca. 50 cm langen Faden mit den Enden mehrmals um die Mittelfinger schlingen. Im Oberkiefer den Faden außerhalb des Mundes über die Daumenkuppe und innerhalb über die Zeigefingerkuppe, im Unterkiefer jeweils über die Kuppen der Zeigefinger führen. Zwischen den führenden Fingern verbleibt ein kurzes Fadenstück von 2–3 cm. Den Faden vorsichtig über den Berührungspunkt der Zähne durch Hin- und Herziehen in einer Art Sägebewegung einführen, also nicht einschnappen lassen. Eng anliegend an den Seitenflächen der beiden aneinanderstoßenden Zähne jeweils etwa 6mal bis zur Gingiva auf- und abbewegen (siehe Abb. 48). Die Handhabung im Seitenzahngebiet ist bei der Verwendung von Zahnseidehaltern hygienischer (Abb. 49). Leider erfüllen sie nicht alle Erwartungen in eine leichtere oder bessere Handhabung. In Interdentalräumen und unter Brücken kann der Faden mit Hilfe von Dental Bridge Cleaners, Zahnseideführern (Butler-Schlinge), Nadeleinfädlern oder Angelhaken hindurchgeführt werden (Abb. 50). Besonders geeignet ist hierfür der „Super Floss-Faden" mit einem versteiften Fadenende zum Durchschieben, ei-

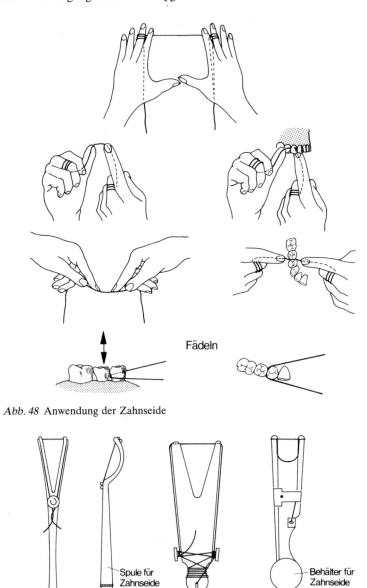

Fädeln

Abb. 48 Anwendung der Zahnseide

Spule für
Zahnseide

Behälter für
Zahnseide

Floss Aid   Floss Stik   E - Z Floss Handle   Floss - a - matic

Abb. 49 Halter für Zahnseide

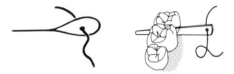

Abb. 50 Butler-Schlinge und Dental Bridge Cleaner zur Belagentfernung unter Brücken

nem verstärkten Mittelteil zur Reinigung und dem anderen Faden-ende aus ungewachster Zahnseide. Ein in die Zahnseide eingebette-tes Natriumfluorid (blend-a-med-Forschung) ermöglicht eine zu-sätzliche kariesprophylaktische Wirkung.

Die Verwendung von Zahnseide zur Belagentfernung wird als „Fä-deln" oder „Flossing" bezeichnet.

Beachte: Beim Gebrauch von Zahnseide kann das Saumhäutchen (siehe S. 35) verletzt werden, deshalb empfiehlt sich die Anwendung nur 2–3mal wöchentlich. Zahnzwischenräume, die ein Auffasern der Zahnseide verursachen, sind Retentionsstellen für Beläge. Sie sind von Zahnarzt zu kontrollieren.

4. Spezialbürsten, Interdentalbürsten

Sie dienen zur Reinigung von Interdentalräumen und Zwischenräu-men unter festsitzendem Zahnersatz, festsitzenden kieferorthopä-dischen Geräten und Schienungen, die für eine Zahnbürste nicht zugänglich sind.

Verwendet werden Zwischenraumzahnbürsten, die am Griffende ein einziges Borstenbündel haben (Interspace tooth-brush), ferner ca. 1 cm lange auswechselbare Bürsten unterschiedlicher Form und Härte, die an einem Haltegriff zu befestigen sind (Abb. 51). Mitun-ter sind hierfür auch die Bürsten zur Reinigung von elektrischen Rasierapparaten oder kleine Flaschenreiniger geeignet.

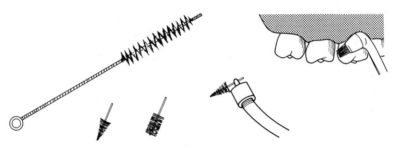

Abb. 51 Zwischenraum- oder Interdental-Bürsten

5. Stimulatoren, auch „Dentikatoren"

Bei den Stimulatoren (stimulieren = anregen) handelt es sich um auswechselbare kegelförmige Plastikspitzen, besser sind Gummi- spitzen, die am Ende des Stimulators oder am Griffende einer Zahnbürste angebracht sind (Abb. 52). Sie sind vor allem beim Schwund der Interdentalpapille zur Massage der Gingiva, aber auch zur Plaquebeseitigung angezeigt.

Anwendung: In den Interdentalraum mit der Spitze des Kegels zur Zahnkrone einführen. Mit kreisenden oder Vor- und Rückwärtsbe- wegungen kann man eine Massage des Zahnfleisches und eine be- grenzte Reinigung der Approximalflächen erreichen. Wegen des hohen Zeitaufwandes ist eine solche Massage nur bei einer geringen Anzahl von Interdentalräumen praktizierbar.

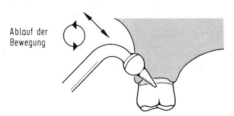

Ablauf der
Bewegung

Abb. 52 Stimulator im Interdentalraum zur Massage und Reinigung

6. Mundduschen, Wasserstrahlgeräte

Mundduschen ermöglichen die Reinigung der Zähne von Speiseresten wie auch die Massage der Gingiva mit einem kräftigen, feinen Wasserstrahl. So können gezielt Speisereste, jedoch nicht die haftenden und wachsenden Beläge weggespült werden, die interdental, unter festsitzendem Zahnersatz, unter kieferorthopädischen Apparaturen oder Schienungen liegen und mit der Bürste nicht zu beseitigen sind. Durch Auswaschen, Auflösen der im Belag gebildeten Giftstoffe und Antigene wird eine Entzündung der Gingiva und die Zahnsteinbildung verringert. Bei falscher Richtung des Wasserstrahls (Zahnfleischfurche, Zahnfleischtasche) kann es jedoch zu Gewebsverletzungen kommen, wie auch zur Keimverschleppung. Patienten mit Endokarditis (Herzinnenhautentzündung) ist deshalb von einer Spülung der Zahnfleischtaschen abzuraten. Bei der Einstrahldüse steht die verbesserte Reinigung, bei der Mehrstrahldüse die Massage im Vordergrund.

Im Handel sind Geräte mit direktem Anschluß an den Wasserhahn. Nachteilig bei diesen Geräten ist die Weiterleitung ihres Betriebsgeräusches in hellhörigen Wohnungen. Mit einer Regulierschraube kann der Druck des oszillierenden Wasserstrahls geregelt werden, was jedoch auch eine Änderung seiner Temperatur bewirkt. Ein elektrischer Anschluß ist dabei nicht erforderlich, bei Geräten mit einer Wasserpumpe ist er aber notwendig wie auch ein Wasserbehälter. Die Stärke des die Massage bewirkenden oder oszillierenden Wasserstrahls ist mit einem Druckreglerknopf leicht zu verändern. Die stärkste Druckeinstellung bewirkt *keine* Steigerung der Reinigung, höchstens eine Schädigung des Zahnfleischs. Der Strahl kann mit einer auswechselbaren Düse (die Geräte haben in der Regel vier verschiedenfarbige Düsen) an jede beliebige Stelle der Zahnreihe gelenkt werden. Verwendet werden auch Mundduschen, bei denen der Druck durch nachfüllbare Kohlensäurekapseln erzielt wird (Atomiseur). Mundduschen mit einem pulsierenden Wasserstrahl sind für die Massage der Gingiva sowie für die häusliche Behandlung von Parodontopathien in der Regel zu empfehlen. Entsprechende Mundwässer oder medikamentöse Zusätze können beige-

mischt werden. Dadurch entsteht auch ein subjektives Sauberkeits-
gefühl, wodurch der Patient zu einer besseren Mundhygiene motiviert werden kann.

7. Mundspülen

Das Mundspülen mit Wasser bewirkt die Entfernung oder zumindest Verminderung von Speiseresten und losgelösten Belägen und
damit von fermentierbarem Substrat (Futter für die Bakterien).
Dazu muß das Wasser wiederholt mit der Zunge unter Aufblasen
von Wangen und Lippen durch die Zahnreihen hindurchgepreßt
werden.
Eine Gelegenheit hierzu ergibt sich nahezu immer. Diese Maßnahme der Mundhygiene sollte, wenn keine Zahnreinigung möglich
ist, vor allem nach dem Genuß von Süßem grundsätzlich genutzt
werden.

8. Massage mit der Fingerkuppe

Die Papille ist mit der Fingerkuppe etwa 5–10mal kräftig zu drücken
(je Sekunde 1mal). Diese einfache und billige Massage müßte öfter
angewendet werden.

9. Kaugummi

Er kam mit dem Kriegsende nach Europa und ist, Ästhetik hin oder
her, eine Realität vor allem für die Jugend. Deshalb, wenn schon
Kaugummi, dann den richtigen!
Durch das Kauen von Kaugummi werden locker sitzende Speisereste, jedoch keine Plaque, teilweise von den Zähnen abgestreift und
dünnflüssiger Speichel, der Spülwirkung hat, gebildet. Das Kauen
bewirkt eine beschränkte Massage des Zahnfleisches und eine Kräftigung der Kaumuskulatur. Jeder zuckerhaltige Kaugummi ist aber
kariogen vor allem dadurch, daß die Zuckerabgabe lange Zeit an-

dauert. Dabei ist Blattkaugummi durch die länger andauernde Zukkerabgabe schädlicher als der Kissenkaugummi. Bei der Beurteilung von Schaden und Nutzen ist daran zu denken, daß in Einzelfällen die durch das Kauen angeregte Dauersekretion von Speichel- und Magendrüsen zu Beschwerden führen kann.

Sogenannter zuckerfreier Kaugummi (z. B. gesüßt mit dem Zuckeraustauschstoff *Sorbit*; siehe S. 70) ist durch den langsamen Abbau zu der nicht so stark entmineralisierend wirkenden Essigsäure und durch den gebildeten Speichel in der Regel nicht kariogen. Die Nachprüfung eines sogenannten „zahnschonenden", mit Sorbit hergestellten Kaugummis am zahnärztlichen Institut der Universität Zürich zeigte keine Säurebildung, ja sogar eine neutralisierende Wirkung. Laut Hinweis des Eidgenössischen Gesundheitsamtes vom Januar 1969 ist ein Fertig-Produkt „zahnschonend", wenn unter in vivo-Bedingungen (am lebenden Objekt beobachtet) der Beweis erbracht wird, daß der pH-Wert (Konzentration der Wasserstoffionen) im Zahnbelag innerhalb 30 Minuten nicht unter 5,7 absinkt. Die kritische Grenze liegt bei einem pH-Wert von 5,5, darunter beginnt die Säurebildung. (Nach dem deutschen Lebensmittelgesetz heißt „nicht gezuckert" nur saccharosefrei. Dies bedeutet, in dem Produkt können die rasch vergärenden Zucker Fruktose oder Glukose enthalten sein.) Ein zahnschonender Kaugummi ist zu empfehlen, wenn nach einer Mahlzeit eine Bürstenreinigung nicht möglich ist. Er wirkt der Belagfixation, also dem Übergang in Plaque bei einwandfreien mundhygienischen Verhältnissen, entgegen. Mit ihm kann das Verlangen nach Süßigkeiten und der Knabbertrieb zwischen den Mahlzeiten befriedigt werden. *Xylit* wird überhaupt nicht zu Säuren abgebaut, es ist daher zahnfreundlich. *Immer gilt jedoch:* Auch der zuckerfreie Kaugummi ersetzt nicht die Zahnbürste!

Eine ähnliche Wirkung hat das kräftige Kauen eines harten Apfels, besonders wenn er durch seine Säure den Speichel anregt, außerdem werden so dem Körper Vitamine, Mineral- und Ballaststoffe zugeführt. Aber auch er ist nicht die Zahnbürste der Natur und daher abends *vor* der Zahnreinigung zu essen. Durch die Vergärung des Zuckers aus dem Apfel wird Säurebildung in der Plaque verur-

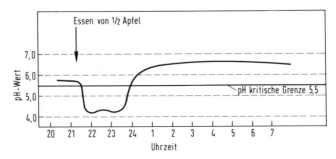

Abb. 53 pH-Veränderung der interdentalen Plaque im Laufe der Nacht nach Verzehr eines halben Apfels unmittelbar vor dem Zubettgehen, ohne die Zähne zu putzen; die Plaque war 4 Tage alt (nach Graf)

sacht (Abb. 53). Bei fehlendem Belag bewirkt seine freie Säure einen kurzdauernden pH-Abfall.

XI. Die Pflege von Zahnersatz und kieferorthopädischen Geräten

Festsitzende Brücken werden wie die eigenen Zähne gereinigt. Unter den Brückengliedern ist dies nur mit Zahnseide möglich (siehe S. 115), eine wertvolle Ergänzung sind die Mundduschen (S. 119). *Abnehmbaren Zahnersatz* reinigt man außerhalb der Mundhöhle mit einer Zahnbürste unter Verwendung von Zahnpaste, unparfümierter Seife oder einem Prothesenreinigungsmittel (dessen Wirkung entspricht allerdings nicht immer den Werbeaussagen). Zur Reinigung besonderer Halteelemente sind kleine Bürsten geeignet (siehe S. 117). *Mundgeruch* kann durch den Belag entstehen, der sich in Poren, Spalten, Furchen und Zwischenräumen des Ersatzes festsetzt. Besonders gefährlich für das Restgebiß werden Prothesenteile und kieferorthopädische Geräte, die dem Zahnschmelz aufliegen (Aufleger, Klammern, Geschiebe). Unter ihnen bildet sich Belag mit allen seinen nachteiligen Folgen, und deshalb ist eine ständige Mundhygiene unerläßlich.

Alle *kieferorthopädischen Geräte*, ob festsitzend oder abnehmbar, sind nach der Anweisung des Zahnarztes mit den entsprechenden

Behelfen zu reinigen. *Ultraschallbäder* haben auch bei komplizier-
tem Zahnersatz eine gute und schonende Reinigungskraft. Bei Ris-
sen in Keramik- oder Kunststoffteilen ist von Ultraschallbädern jedoch abzuraten, da sich diese vergrößern können.

XII. Hinweise zur Prophylaxe der Gebißerkrankungen bei behinderten Kindern

Die Zahngesundheit von behinderten Kindern wird von ihren Bezugspersonen oft nicht beachtet oder vernachlässigt. Dabei wird
vergessen, daß die Bewahrung der persönlichen Zahngesundheit in
der Jugend kein eigenes Verdienst ist. Bereits bei Kleinkindern
sollte man deshalb auf Behinderungen achten, um durch tätige Hilfe
Gebißschäden vermeiden zu helfen, denn bei geistig oder körper-
lich-geistig behinderten Kindern ist Zahnersatz oft gar nicht oder
nur unter großen Schwierigkeiten einzugliedern; auch eine erfolgreiche kieferorthopädische Behandlung ist nur in Ausnahmefällen
möglich. Immer ist die Zusammenarbeit mit dem behandelnden
Pädiater und Internisten notwendig.
Entsprechend dem Schweregrad der Behinderung verlagern sich die
erforderlichen Maßnahmen der Mundhygiene, Ernährungslenkung
und Fluoridierung immer stärker auf den Betreuer. Damit wird es
notwendig, Eltern und Betreuern durch eine leicht verständliche
Sachinformation und praktische Übungen die Einsicht in ihre unver-
zichtbare Mitarbeit offenkundig zu machen. Alle Risikokinder be-
dürfen individueller Hinwendung und Pflege, dies ganz besonders
im Hinblick auf ihre Zahngesundheit.

Informationen über mögliche Mundhygienemaßnahmen, die Ernährungslenkung und die Fluoridierung sind für die Betreuer
behinderter Kinder besonders wichtig.

1. Mundhygiene

Ziel der Mundhygiene ist es, beim behinderten Kind ein Gleichgewicht zwischen Lippen-, Wangen- und Zungendruck, einen lockeren Mundschluß (wobei das Lippenrot sichtbar sein sollte) und Nasenatmung zu erreichen. Sie sind durch nervös-muskuläre Einflüsse verändert und führen in der Folge zur Erschwerung der Nahrungsaufnahme, der Lautbildung sowie zu Zahn- und Kieferfehlstellungen. Eine Besserung ist durch krankengymnastische Übungen möglich. Die frühzeitige Sensibilisierung des Mundbereichs wird durch Lippenspiele wie Blasen, Pusten, Pfeifen, Lachen, Seifenblasen erreicht. Kann der Mund durch den Behinderten selber nur schlecht geöffnet oder geschlossen werden, sind aktive Mundöffnung oder Mundschluß durch den Betreuer erforderlich. Im Mund ist ein Schluck Wasser zu behalten, und mit den Lippen sind ein an der Bekleidung angebundener Knopf oder ein Bleistift festzuhalten. Ganz besonders sind solche Übungen zum besseren Mundschluß und zur richtigen Lage der Zunge bei mongoloiden Kindern notwendig. Um das Ausspülen richtig zu erlernen, übt man Spitzen und Spreizen des Mundes, gezieltes Spucken, Anspannen und Entspannen von Lippen und Wangen verbunden mit Atem- und Schluckübungen.

Zuckerkranke Kinder neigen zu Zahnfleischentzündungen, bei Kindern mit Krampfleiden kommt es durch hydantoinhaltige Medikamente zu Zahnfleischwucherungen. Bei ihnen sind eine intensive Zahnfleischbehandlung, gesicherte Nasenatmung und damit ein korrekter Mundschluß anzustreben.

Damit der Behinderte die Zahnbürste besser festhalten kann, umwickelt man den Stil oder verstärkt ihn mit Kunststoff (Gummischlauch); bewährt haben sich auch Zahnbürsten mit dicken und besonders geformten Griffen (z. B. Handy Brush, Dr. Best junior) sowie doppelköpfige Zahnbürsten. Elektrische Zahnbürsten mit Ladegerät sind, da ohne störendes Kabel, empfehlenswert.

Die Rotationsmethode ist leicht anzuwenden und ausreichend wirksam. Je nach dem Grad der Behinderung ist die Zahnreinigung durch eingehend informierte Betreuer zeitweise oder ständig notwendig. Als Kompromiß genügt dann die tägliche Zahnreinigung am Abend, hilfsweise auch das Kauen eines zuckerfreien Kaugummis. Sehr günstig sind Zahnputzmöglichkeiten in den Waschräumen von Tagesstätten und Heimen. Mundduschen sind zur Entfernung von Speiseresten besonders empfehlenswert.

2. Ernährung

Je nach dem Grad der Behinderung ist dieser Personenkreis zur Befriedigung seiner körperlichen Bedürfnisse und damit auch der Ernährung auf die Umwelt angewiesen. Daher ist es leicht möglich, eine zahnschonende, d. h. zuckerarme Ernährung zu gewährleisten. Voraussetzung ist eine ausführliche und immer wiederholte Instruktion der Eltern und Erzieher. Dies um so mehr, als häufig Mitleid und Schuldgefühle durch kariogene Kost überkompensiert werden. Behinderte haben oft eine geringe Aktivität der Zunge und Wange und damit einen verminderten Speichelfluß. Dadurch wirken zuckerhaltige Zwischenmahlzeiten besonders kariesfördernd. Schwerstbehinderte schlucken vor allem Rohkost (Salate) oft unzerkaut. Durch passierte Kost wird Verdauungsstörungen vorgebeugt.

3. Anwendung von Fluoriden

Bei Behinderten ist trotz aller Bemühungen eine gute Mundhygiene oft nur in unzureichendem Umfang möglich. Angezeigt sind daher belaghemmende Mittel, z. B. fluoridhaltige Zahnpasten, Chlorhexidinlösung und Fluoridtabletten unter Beachtung der Hinweise bei ihrer Verwendung (siehe dort). Die tägliche Gabe von Fluoridtabletten in zwei- bis dreifacher Höhe der üblichen Dosis ist nach Bildung der Schneidezähne unter Inkaufnahme einer Fleckung (Sprenkelung) der Seitenzähne zu verantworten. Die Tabletten kann man in die Umschlagfalte legen, zerkauen lassen oder in einem Getränk zerdrücken. Für den Erfolg ist eine ständige, über Jahre durchgeführte Verabreichung entscheidend, was durch eine Belohnung der Betreuten erleichtert und gesichert werden kann.

Vorbeugung durch Fluoride

Fluor ist in seiner gebundenen Form als Fluorid in unseren Nahrungsmitteln und im Wasser enthalten. Es gilt als essentieller (wesensmäßiger) Nahrungsbestandteil. In freier Form als Element Fluor ist es ein gefährliches, giftiges Gas, das wegen seiner Reaktionsfähigkeit in der Natur nie frei, sondern nur in Verbindung mit anderen Elementen vorkommt, z. B. als Kalziumfluorid, aus dem der Flußspat besteht. Kleine Mengen finden sich überall im Erdboden und im Wasser, sie werden von den Pflanzen aufgenommen und gelangen damit in den Organismus von Lebewesen. Ähnliches trifft z. B. für das Element Chlor in seiner gebundenen Form als Kochsalz sowie das Element Phosphor in seiner gebundenen Form als Kalziumphosphat im Knochen zu.

Bei allen Wirbeltieren findet sich ein niedriger Fluoridgehalt in den Körperflüssigkeiten und ein höherer in Knochen und Zähnen. Der Schmelz des Haifischzahnes z. B. enthält die für Fluorapatit höchstmögliche Konzentration von über 3% Fluorid. Wie verbreitet und natürlich das Fluorid-Vorkommen ist, zeigt der Fluoridgehalt der Weltmeere mit 1,3 bis 3 mg pro Liter Wasser. Im letzten Jahrhundert war im Mehl und damit auch im Brot durch die vollständige Ausmahlung des Korns (Randschichten, Kleie) und infolge des natürlichen Abriebs der aus Kalksteinen bestehenden kalziumfluoridhaltigen Mühlsteine mehr Fluorid enthalten. Vermehrt Fluorid findet man in Meeresfischen, Meeresfrüchten, rohem Meersalz, bestimmten Mineralwässern (z. B. Mineralwasser Stuttgart-Bad Cannstatt 2,13 mg; Falkenberg Oberpfalz 1,8 mg; Altmühltaler Heilquelle 5,1 mg) und im schwarzen Tee. Das natürliche Vorkommen von Fluoriden in Nahrungsmitteln führt je nach Eßgewohnheiten zu einer täglichen Fluoridaufnahme von 0,2 bis 0,5 mg.

Seit vielen Jahren weiß man, daß in Gebieten mit höherem Fluoridgehalt im Trinkwasser weniger Karies vorkommt als in vergleichbaren anderen mit sehr niedrigem Fluoridgehalt. Das mit Nahrungsmitteln zugeführte Fluorid ist in der Regel zu wenig, um gegen Karies vorbeugend zu wirken. So lag es nahe, durch Anwendung von Fluoridpräparaten eine Kariesprophylaxe anzustreben. Diese dienen dabei nicht als Medikament, also nicht als Heilmittel, sie sollen ja keine Therapie der Karies bewirken. Es gibt bis heute keinen nachprüfbaren Beweis dafür, daß die in der Prophylaxe verwendeten Fluoriddosierungen irgendeinen gesundheitlichen Schaden verursacht hätten. Osteoporosepatienten nehmen *mit Erfolg* und ohne Nebenwirkungen über Monate hinweg täglich bis zu 80 mg Fluorid ein. Da sich eine Änderung der Ernährungsgewohnheiten oder eine nachhaltige Verbesserung der Mundhygiene nur langsam durchsetzen wird, ist der Fluoridprophylaxe eine umso größere Bedeutung beizumessen.

I. Die Wirkung der Fluoridanreicherung

Die Fluoridanreicherung kann bewirken:

1. Eine Erhöhung der Widerstandsfähigkeit des Schmelzes gegen den Säureangriff. Der Anteil des Fluorapatits im Schmelzkristall wird im Verhältnis zum Hydroxylapatit größer. Der Schmelz wird dadurch nicht härter, sondern nur widerstandsfähiger gegen einen Säureangriff, seine Säurelöslichkeit ist geringer. Entscheidend ist die Fluoridkonzentration in den äußeren Schmelzschichten. Die erhöhte Fluoridkonzentration soll durch ständige Anwendung erhalten bleiben.

2. Eine Beschleunigung der Remineralisation des Schmelzes. Sie ist eine Folge der zur Verfügung stehenden Fluorid-Ionen, dabei kommt es zur Bildung von Fluorapatit. Dies findet vorwiegend dort statt, wo durch eine beginnende Kariesläsion eine Lockerung des Schmelzgefüges eingetreten ist.

3. Eine Hemmung der Enzymaktivität der Plaquemikroorganismen. Ihre Stoffwechselleistung bei der Vergärung niedermolekularer Kohlenhydrate zu Milchsäure wird reduziert. Damit wird die Entkalkung des Schmelzes durch die herabgesetzte Säurebildung aus dem in der Plaque vorhandenen Zucker gemindert. Damit verbun-

den ist eine Hemmung in der Bildung von intra- und extrazellulären Polysacchariden (EPS), was die Dicke des Belages mindert (siehe S. 33) und so auch eine Gingivitis günstig beeinflußt.

Die unter 1 bis 3 genannten Fluoridwirkungen werden besonders durch organische Fluoride, sogenannte Aminfluoride, begünstigt.

II. Die Möglichkeiten zur Fluoridanreicherung des Zahnschmelzes

Die Fluoridanreicherung des Schmelzes kann während der Zahnentwicklung vor dem Durchbruch (präeruptiv) intern, d. h. enteral (auf den Darm bezogen) durch den Blutkreislauf und die im Zwischengewebe liegende (interstitielle) Gewebsflüssigkeit erfolgen. Nach dem Durchbruch (posteruptiv) erfolgt sie lokal an den Zähnen. Drei Phasen der Zahnentwicklung, in denen der Schmelz mit Fluoriden angereichert werden kann, spielen eine wesentliche Rolle. Die 1. und 2. Phase liegen präeruptiv, die 3. Phase posteruptiv vor allem beim jungen, frisch durchgebrochenen Zahn.

In der 1. Phase, also während der Schmelzbildung vor dem Durchbruch eines Zahnes (es ist die Zeit der primären Mineralisation), kann bei einer langanhaltenden Zufuhr von mehr als 2 mg Fluorid pro Tag Zahnschmelz mit kreidigen, später bräunlichen Flecken (mottled enamel = gefleckter Schmelz; mottled teeth = gefleckte Zähne) entstehen, weil die Schmelz bildenden Zellen (Ameloblasten) den Apatit nicht regelmäßig aufbauen. Die Sprenkelung ist in aller Regel symmetrisch (rechte und linke Seite).

Die Milchzähne verkalken bekanntlich bereits vor der Geburt. Auch bei ihnen kann es, wenn die Mutter zu große Mengen von Fluorid einnimmt, zu geflecktem Schmelz kommen.

Die Kronenbildung der bleibenden Frontzähne beginnt um die Zeit der Geburt und ist im Alter von 5 Jahren abgeschlossen. Bei einer in dieser Zeitspanne länger andauernden überhöhten Fluoridzufuhr kann ebenfalls eine Sprenkelung entstehen.

In der 2. Phase, der präeruptiven Phase, bzw. der präeruptiven Reifungsmineralisation, nach abgeschlossener Schmelzbildung, erfolgt durch die Gewebsflüssigkeit bei dem auf seinen Durchbruch wartenden Zahn die Fluoridanreicherung im Apatit auf der Oberfläche des Zahnschmelzes. Sie dauert bei den bleibenden Zähnen etwa 4 Jahre an.

Soll ein Zahn beim Durchbruch genügend Fluoride enthalten, dann müssen diese in der 2. Phase aufgenommen worden sein. Daraus folgert:

a) Die Fluoridzufuhr in den ersten 2 Lebensjahren ist vor allem für das Milchgebiß wichtig. Wenn die Mutter Fluoridtabletten einnimmt, erfolgt die Fluoridzufuhr beim Stillen auf dem Weg über die Muttermilch. Die Fluoridaufnahme während der Schwangerschaft spielt für das Milchgebiß höchstens eine geringe, für das bleibende Gebiß keine Rolle. Je früher mit Fluoridtabletten begonnen wird, desto mehr besteht die Gefahr, daß das Interesse der Mutter an der Fluoridzufuhr gerade in der wichtigsten Zeit der Fluoridanreicherung für Säugling und Kleinkind erlahmt (siehe S. 133).

b) Eine Fluoridzufuhr für den *Sechsjahresmolaren* ist vom 3. bis zum 6. Lebensjahr, der Zeit seiner präeruptiven Reifungsmineralisation, besonders wertvoll. Für die *Prämolaren* sind es das 5. bis 9. Lebensjahr und für die *Eckzähne*, die *zweiten* und *dritten Molaren* das 9. bis 12. Lebensjahr. Entscheidend für eine optimale Karieshemmung ist, daß beim Durchbruch die äußeren Schmelzschichten fluoridreich sind. Eine *einmalige* oder nur *seltene Anwendung* von Fluoridpräparaten aber bedeutet noch *keinen Dauerschutz gegen Karies!* Beim Absetzen von Fluoridierungsmaßnahmen geht nämlich der für die Kariesprophylaxe ausreichende Fluoridgehalt in den äußeren Zahnschmelzschichten wieder verloren. Deshalb muß nach dem Zahndurchbruch jede Fluoridierung fortlaufend erfolgen.

In der 3. Phase, der posteruptiven Reifungsphase (Nachreifung), erfolgt die Fluorideinlagerung im Schmelz lokal. Auch hier ist es das Ziel, die Schmelzoberflächen mit einer genügend hohen Fluoridkonzentration anzureichern. Da der frisch durchgebrochene Zahn im Verlauf der Schmelzreifung mehr Fluoride aufnehmen kann als der ältere, er ist ja noch nicht fertig mineralisiert, ist die Fluoridzufuhr spätestens ab dem 6. Lebensmonat bis zum 12. Lebensjahr – im Gegensatz zu späteren Lebensjahren – besonders wichtig. Das ist auch die Zeit einer hohen Kariesaktivität, die z. B. durch altersabhängige Ernährungsgewohnheiten bedingt ist. Die Fluorideinlagerung findet vor allem während der Phase der Remineralisierung statt (siehe S. 40).

Von besonderer Bedeutung bei der lokalen Fluoridierung ist die Reinigung der Kauflächen noch nicht vollständig durchgebrochener, nicht am Kauakt beteiligter und daher oft plaquebedeckter Backenzähne. Die häufige Anwendung von niedriger Fluoridkonzentration ist wirksamer als eine seltene von höherer Konzentration.

III. Die praktische Anwendung von Fluoriden

Bei der praktischen Anwendung der internen und lokalen Fluoridprophylaxe kann man zwischen einer individuellen, einer Gruppenprophylaxe (Kindergarten, Schule, Militär, Kurklinik) und einer Massenprophylaxe unterscheiden. Wenn die *Fluoridierung in einer Gruppe* erfolgt, ist bei nicht volljährigen Kindern die Einverständniserklärung (S. 167) der Erziehungsberechtigten notwendig. Individuelle Maßnahmen der Fluoridierung haben zur Voraussetzung, daß der einzelne und sein gesetzlicher Vertreter über den Effekt, die Anwendung und die Durchführung der Methode aufgeklärt sind und den Willen haben, pünktlich und regelmäßig zu handeln. Bei kollektiven Maßnahmen ist die Fluoridaufnahme unabhängig von der persönlichen Mitwirkung. Das Fluorid wird dem Trinkwasser oder einem Nahrungsmittel beigemischt, das eine Gruppe regelmäßig zu sich nimmt. Erforderlich ist aber auch hier das Einverständnis der Betroffenen bzw. Eltern. Wege und Methoden zur Fluoridanreicherung des Schmelzes zeigt die nach *Mühlemann* modifizierte Abbildung 54.

Nachstehend sind alle jene Möglichkeiten der Fluoridierung zusammengefaßt, die die Sprechstunde des Zahnarztes nicht betreffen.

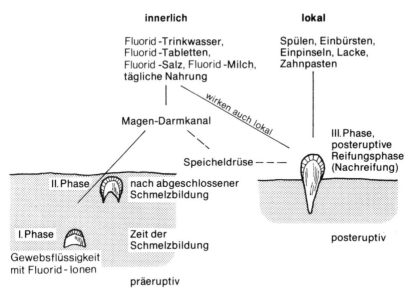

Abb. 54 Wege und Methoden zur Fluoridanreicherung des Schmelzes

1. Die Anwendung von Fluoriden bei größeren Bevölkerungsgruppen

Die Massen-Fluoridierung erfordert keine Mitwirkung von Zahnarzt oder Patient. Sie ist kombinierbar mit allen lokalen Fluoridierungsmaßnahmen. Die Verabreichung des Fluorids erfolgt enteral mit der täglichen Nahrung.

a) Die Trinkwasserfluoridierung (TWF)

Sie gilt als wirkungsvollste und sicherste Form aller kollektiven Maßnahmen. Die Fluoride werden im Trinkwasser regelmäßig ohne Unterbrechung dem Verbraucher zugeführt, die Dosierung bleibt konstant. Als optimale Konzentration mit einer Karieshemmung von etwa 50% wird die Anreicherung von 1 Liter Trinkwasser mit 1 mg Fluoriden betrachtet. Man bessert also den Fehlbetrag natürlich gelöster Fluoride zur kariesprophylaktisch optimalen Konzentration auf. Die meisten Trinkwasser enthalten weniger als 0,2 mg Fluoride je Liter.

Der Nachteil der *Trinkwasserfluoridierung* (TWF) ist, daß nur die an ein solches Leitungsnetz angeschlossenen Verbraucher erreicht werden. Bei einem Ortswechsel ist der Verbrauch gegebenenfalls nicht mehr möglich. Etwa 250 Millionen Menschen erhalten fluoridiertes Trinkwasser, z. B. in den USA in den Städten New York, Chicago; in Europa in Basel, Magdeburg, Karl-Marx-Stadt, Plauen, Leningrad, Dublin usw., und etwa 40 bis 60 Millionen Menschen konsumieren Wasser aus fluoridreichen Quellen.

In der Bundesrepublik ist nach dem Lebensmittelgesetz ein Fluoridzusatz nicht gestattet. Beim Trinkwasser können Ausnahmegenehmigungen beantragt werden. Die Entscheidung darüber liegt bei den Landesregierungen. Von Ärztegruppen und Wasserfachleuten werden gegen die TWF Bedenken geltend gemacht, die jedoch für gesundheitliche Schäden keine Beweise erbringen. (Hierzu gibt es auch eine Empfehlung der Weltgesundheitsorganisation für die TWF.) In einer Vielzahl von weltweiten Untersuchungen wurde bei Jugendlichen, die von Geburt an fluoridiertes Trinkwasser zu sich nahmen, eine Karieshemmung von 40–60% festgestellt. In der Gemeinde Falkenberg (Oberpfalz) mit ihrem natürlichen fluoridhaltigen Trinkwasser von 1,8 mg/l wurde eine über 60%ige Kariesminderung nachgewiesen.

b) Die Fluoridierung durch Milch und Salz

Beim Verbrauch von *fluoridierter Milch* oder *fluoridiertem Speisesalz* ist die Zufuhr ebenfalls unabhängig von der persönlichen Mitwirkung jedes einzelnen Familienmitglieds. Seit einigen Jahren wird an allen Orten in der Schweiz außer in der Stadt Basel ein optimal dosiertes fluoridiertes Kochsalz verkauft. Die hier wie auch andernorts (Kolumbien, Spanien, Ungarn) festgestellte Kariesreduzierung kommt der Wirkung einer Trinkwasserfluoridierung sehr nahe. Das Wesentliche der kariostatischen Fluoridwirkung ist der täglich mehrmals erfolgende Kontakt mit Zähnen und Zahnbelag (siehe S. 127).

Rezept für ein optimal dosiertes fluoridiertes Kochsalz:
Rp. Natriumfluorid 0,6
Indigocarmin 0,006
Natrium chloratum ad 20,0.
Mit 1 kg Kochsalz gut durchmischen, bis Farbe verschwindet.

2. Die individuellen Maßnahmen der Fluoridierung

Die Maßnahmen haben die ständige und zuverlässige persönliche Mitwirkung als Voraussetzung, weil Fluoride einer regelmäßig verbrauchten Substanz oder Nahrung nicht von vornherein beigemischt sind.
Bei allen Präparaten, die lokal wirken sollen und süß schmecken oder einen angenehmen Fruchtgeschmack haben, besteht die Gefahr, daß sie von Kindern sofort hinuntergeschluckt werden. Sie sollen deshalb geschmacksneutral sein, und es ist darauf zu achten, daß die Kinder einwandfrei spülen und ausspucken.

a) Die Fluoridierung durch Tabletten

Diese individuelle Methode bewirkt eine präeruptive enterale und posteruptive lokale Fluoridierung. Der direkte Kontakt des Fluorides mit dem Schmelz ist entscheidend, deshalb sind die Tabletten zu lutschen oder in der Umschlagfalte zergehen zu lassen. Eine der Methoden ist, die Tabletten 30 Sekunden lang zu zerkauen und dann eine Minute lang mit der Speichelflüssigkeit kräftig im Mund hin- und herzubewegen. Anschließend wird die Lösung geschluckt. Die Tablettenfluoridierung ist kombinierbar mit allen anderen lokalen Maßnahmen, jedoch sollte am Zahnputztag mit Fluoridgelée die Fluoridtablette weggelassen werden. Vorausgesetzt wird ein Fluoridgehalt des Trinkwassers von weniger als 0,2 ppm.
Ihr Nachteil ist die häufig unregelmäßige Einnahme, daher ist eine ständige Kontrolle notwendig. Aus diesem Grund ist ihre Anwendung im größeren Kreis (Kindergarten und Schule, nach Zustimmung der Eltern) besonders günstig; eines der Kinder erinnert bestimmt an die tägliche Einnahme. Nach *Marthaler* sollte die Fluo-

ridtablette vom Kindergarten an bis zur Schulentlassung verabreicht werden, sonst lohne die Einführung der Methode kaum. Die schädliche (toxische) Dosis der Fluoridtabletten liegt bei Mengen von mehr als 250 mg Natriumflorid, das wären mehr als 750 Tabletten zu 0,25 mg Fluorid.
Bei den handelsüblichen Tabletten zu 0,25 mg Fluorid ist die Dosierung einfach.

Täglich werden verabreicht:

Im ersten und zweiten Lebensjahr   *eine* Tabl. zu 0,25 mg
Im dritten Lebensjahr   *zwei* Tabl. zu 0,25 mg
Vom vierten bis sechsten Lebensjahr
          drei Tabl. zu 0,25 mg bzw. *eine* Tabl. zu 0,7 mg
und ab dem 7. Lebensjahr   1 Tabl. zu 1,0 mg

Sinnvoll ist es, die Tablettenfluoridierung bis zum 12. Lebensjahr beizubehalten.
Im Anschluß an die Tabletteneinnahme sollte man mindestens 30 Minuten nichts trinken oder essen. Die Verabreichung sollte nach dem Zähneputzen erfolgen.
Säuglingen gibt man die Tabletten in Milch oder Brei zerdrückt und aufgelöst. In den ersten zwei Lebensjahren ist eine kombinierte Rachitis- und Kariesprophylaxe durch den Kinderarzt angezeigt, zum Beispiel mit einer Verordnung von D-Fluoretten und zwar im 1. Lebensjahr D-Fluoretten 1000 (1000 I.E. Vitamin D_3 + 0,25 mg F), im 2. Lebensjahr D-Fluoretten 500 (500 I.E. Vitamin D_3 + 0,25 mg F). *Schwangere* benötigen zum Nutzen des Kindes keine Fluoridtabletten!

b) Die Fluoridierung durch Spülungen

Sie ist eine einfache Methode und ebenso wie die Fluoridierung mittels Tabletten in einer Gemeinschaft besonders günstig. Alle 8 bis 14 Tage erfolgen nach der Zahnreinigung Spülungen für zwei Minuten mit einer 0,2% Natriumfluoridlösung, um die gewünschte hohe Konzentration posteruptiv in der Schmelzoberfläche zu erzielen. In der Gruppe (Einwilligung der Eltern ist erforderlich) sollte die Teilnehmerzahl auf maximal 30 Kinder beschränkt bleiben. Die Kinder sollten vorher die Nase putzen, um eine Behinderung der Nasenatmung zu vermeiden, sowie das Umspülen und vor allem das sich anschließende Ausspucken einwandfrei beherrschen. Deshalb ist zunächst der Vorgang mit gewöhnlichem Wasser zu üben, wobei auf die kräftigen Bewegungen von Lippen und Wangen zu achten ist. Die Spülflüssigkeit wird in den an jedes Kind ausgeteilten Plastikbecher zurückgegeben. In ihn kommt auch die Serviette, die die Flüssigkeit aufsaugt. Alles kann dann in einen Abfalleimer geworfen werden. Die Menge der Spülflüssigkeit beträgt für das Kindergartenkind etwa einen Teelöffel voll = 5 ml und für einen Schüler zwei Teelöffel = 10 ml. Die Termine sollten nicht auf einen Montag oder Freitag angesetzt werden. Erfahrungsgemäß fehlen an diesen beiden Tagen (verlängertes Wochenende) mehr Kinder als üblich. Das *Rezept* für die Spüllösung lautet:

Rp. Natrium fluoratum 2,0

D. tal. dos. Nr. . . .

S. ein Pulver in 1 l Wasser auflösen.

2 Teelöffel (Schüler), 1 Teelöffel (Kindergarten) der Lösung 2 Minuten lang zum Mundspülen alle 8–14 Tage.

Falls die Lösung länger reichen soll und in größeren Mengen angesetzt wird, ist zum Auflösen destilliertes Wasser (aqua dest.) notwendig. Zweckmäßig gestaltete *Plastik*flaschen gestatten eine schnelle und problemlose Verabreichung und Aufbewahrung der richtigen Spülmenge. Bei starkem Kariesbefall ist neben Ernährungslenkung und Mundhygiene die tägliche Spülung mit einer 0,05% NaF (= Natriumfluorid)-Lösung angezeigt. Die *tägliche* Spülung mit dieser Konzentration ist wirkungsvoller als nur eine *gelegentliche* Spülung mit 0,2%iger Lösung.

c) Die Fluoridierung durch Zähnebürsten mit Fluorid-Gels

Nach der Zahnreinigung erfolgt, in der gleichen Systematik und Methodik wie bei der Zahnreinigung, die Einbürstung einer Lösung oder eines Gels (üblicherweise 1,25% Fluoride) für 2 bis 3 Minuten in den Zahnschmelz.

Hinweise zum Einbürsten von Fluorid-Gelen für Schlüsselpersonen (Lehrer, Erzieherin, Zahnarzthelferin, Zahnpflegehelferin): Jedes Kind, das am Einbürsten teilnimmt, hat vorher eine vom Erziehungsberechtigten unterschriebene Einverständniserklärung (S. 167) abzugeben.

Vor dem Einbürsten müssen die Zähne sauber sein. Das dem Einbürsten mit Fluorid-Gel vorausgehende Zähneputzen kann bereits zu Hause oder erst im Kindergarten bzw. in der Schule erfolgen. Eine Klinikpackung Elmex-Gelée mit 215 g reicht für mindestens 350 Einbürstungen. Elmex-Gelée enthält organisches Fluorid (Aminfluorid), hat eine gute Stabilität, große Haftfähigkeit und bildet eine auf dem Zahn beständige Schutzschicht. Zweckmäßigerweise werden Gruppen von 6 bis 12 Kindern gebildet; ihre Zahl richtet sich nach den sanitären Verhältnissen. Auf die Zahnbürste ist ein etwa 1 cm langer Strang aufzubringen. Aus hygienischen Gründen darf die Austrittsöffnung der Tube die Bürste nicht berühren.

Das Einbürsten soll mindestens 2 Minuten andauern. Die Zeitkontrolle mit einer Sanduhr, einem Kurzzeitwecker oder einer Stoppuhr ist empfehlenswert. Jedes Teilgebiet (Quadrant) des Gebisses ist auf den Außen-, Innen- und Kauflächen mindestens 15 Sekunden lang zu bürsten (von 21 bis 35 zählen). Werden die Zahnaußenflächen von Ober- und Unterkiefer gleichzeitig gebürstet, sind dies mindestens 20 Sekunden für jede Kieferhälfte.

Bei aufeinandergestellten Schneidezähnen (Kante auf Kante) wird auf einer Seite an den Außenflächen der Backenzähne mit kleinen kreisenden Bewegungen begonnen (keine Hin- und Herbewegungen), dann geht man zum Eckzahngebiet, zu den Frontzähnen, darauf zur anderen Seite über die Eckzähne zu den Backenzähnen. Anschließend kommen die Kauflächen der Zähne im Unter- und Oberkiefer und die Innenflächen (Zungenseite) an die Reihe. Beim Bürsten ist immer der Zahnfleischrand mit einzubeziehen. Die Bürste soll senkrecht mit so viel Druck aufgesetzt werden, daß sich die Borsten leicht biegen. Schüler sind auf die durchbrechenden Backenzähne aufmerksam zu machen; die Wirksamkeit von Fluoridpräparaten auf frisch in die Mundhöhle durchgebrochene Zähne ist am intensivsten.

Beim Bürsten entsteht eine geringe Menge weißen Schaumes. Er soll noch einige Zeit (ca. eine halbe Minute) im Mund bleiben, dann wird er ausgespuckt. Bei wöchentlichem oder zweiwöchentlichem Einbürsten ist anschließend kurz zu spülen. Das Einbürsten sollte mindestens 6mal pro Jahr erfolgen. Die Kinder müssen das Ausspülen beherrschen (siehe unter „Fluoridierung durch Spülungen", S. 134). Fluorid-Zahnpasten können zusätzlich zu jeweils *einer* anderen lokalen Fluoridierung verwendet werden.

Solche Einbürstungen in Kindergarten und Schule sind gleichzeitig eine kontrollierte Übung in der Zahnreinigung. Durch entsprechende Organisation lassen sich Störungen des Unterrichts weitgehend vermeiden.

In der gleichen Weise erfolgen diese Einbürstungen zu Hause bei Erwachsenen und Kindern. Eine Überwachung der Kinder unter 6 Jahren ist notwendig.

d) Die Fluoridierung durch Zahnpasten

Die hauptsächliche Anwendung von Fluoriden bei der Kariesprophylaxe erfolgt über das Zähneputzen mit einer fluoridhaltigen Zahnpaste. Sie hat, insbesondere wenn ihr Aminfluoride beigegeben sind, einen besonders hohen Stellenwert. Bei den Fluoridzahnpasten (üblicherweise 0,1% Fluorid) ist es ein Vorteil, daß man die Anwendung selbst vornimmt, daß sie häufig stattfindet und daß ein gewohntes Pflegemittel verwendet wird; eine Wirkung ist nur bei regelmäßiger und vor allem exakter Gebißreinigung möglich (Abb. 55).

Oberflächendefekte des Zahnschmelzes werden bei Benutzung einer fluoridhaltigen Zahnpaste dreimal so schnell remineralisiert als bei einer fluoridfreien.

Ihre Verwendung durch Kinder ist erst angezeigt, wenn das einwandfreie Ausspülen beherrscht wird, also etwa ab dem 4. Lebensjahr. In einigen Fluoridzahnpasten für Kinder ist der Fluoridanteil reduziert. Grundsätzlich sollten nur klinisch geprüfte Fluoridzahnpasten empfohlen werden, da die Möglichkeit der Inaktivierung der Fluoride durch Bestandteile der Zahnpaste, durch das Material der

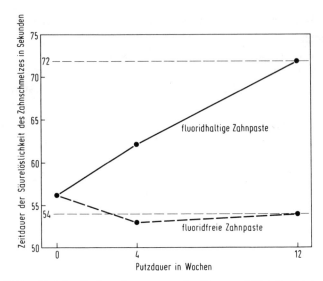

Abb. 55 Das Maß der Kariesresistenz gegen den Säureangriff ist die Zeitdauer der Säurelöslichkeit des Schmelzes. Beispiel eines vier- bis zwölfwöchigen Putzens mit einer fluoridhaltigen und einer fluoridfreien Zahnpaste (modifiziert nach Pantke)

Tube und zu lange Lagerung besteht und damit die Paste für eine Fluoridierung nutzlos ist. Nach *Marthaler* beträgt die Karieshemmung nach sieben Jahren bei täglicher Verwendung von Fluoridtabletten 50–70%, von geprüfter Fluoridzahnpaste 30–35%, bei wöchentlicher Verwendung von Fluorid-Gelee 30–50%, bei einer Zahnreinigung sofort nach Verzehr von zuckerhaltigen Speisen 50% und bei der Kombination aller Maßnahmen 90%. Eine lokale Fluorideinwirkung ist ebenfalls mit in Fluoridlösung getränkten Zahnhölzchen („Elmex") und Zahnseide („blend-a-med") möglich.

e) Die Fluoridierung durch Einpinseln (Touchierung) mit Fluoridlösungen, durch Einbürsten mit Fluoridgelen, durch mit Fluorid-Gel beschichtete Löffel und durch fluoridierte Lacke

Diese Fluoridierungen sind eine Behandlungsmaßnahme und werden vom Zahnarzt oder von der ZMF vorgenommen; sie sind vor allem das Mittel der Wahl bei Risikopatienten.

Mechanismus des Entstehens von Karies und die mögliche Prophylaxe. Eine Übersicht

Linke Spalte: Zusammenspiel von Karies hervorrufenden Faktoren (Ätiologie)

Rechte Spalte: Jeweilige Möglichkeiten der Vorbeugung

Beachte: Jede Prophylaxe der Belagbildung ist auch eine Vorbeugung der marginalen Parodontopathien

Ätiologie	Möglichkeiten zur Bekämpfung von Karies
Das Substrat (Nährboden) aus der Nahrung	*So kurz wie möglich Substrat zur Verfügung stellen durch:* 1. Einschränkung der Häufigkeit von Zuckeraufnahme 2. Entfernung von Substrat durch Zähneputzen direkt nach dem Essen 3. Kauen harter Nahrungsmittel – Selbstreinigungseffekt (begrenzt) 4. Zahnform und -stellung, die nicht zur Nahrungsretention führen
für die Belag-Bakterien	*Belagbildung bremsen durch:* 1. Kauen harter Nahrungsmittel 2. Zähneputzen 3. Antiseptische (desinfizierende) Mittel. Nur kurzfristig wirksam. Chemotherapeutika (Chlorhexidin) 4. Verabreichung von Enzymen, welche Belagmatrix (Plaque) abbauen, also Auflösung der Plaque (derzeit noch nicht praktikabel) bewirken 5. Immunisierung gegen Belagbakterien (Impfung) noch nicht möglich (Antikörper müßten vom Speichel oder über die Sulkus-Flüssigkeit ausgeschieden werden)
stimuliert (unterhält) den bakteriellen Stoffwechsel,	*Bakteriellen Stoffwechsel hemmen durch:* 1. Fluorid-Ionen, Hemmung der Enzyme (des bakteriellen Stoffwechsels) 2. Anti-enzymatische Stoffe (Auflösung der Plaque, Allergiegefahr)
das führt zur Gefährdung von Zähnen vor allem mit fluoridarmem Schmelz, mit Hypoplasien, mit ungünstiger Form und Stellung (retentionsbegünstigend)	*Beeinflussung von Zähnen:* 1. Durch Verabreichung von Fluoriden (optimale Mineralisation) 2. Durch optimale Ernährung während der Entwicklung 3. Durch Korrektur der Zahnform und des Zahnbogens, damit weniger Retention durch Zahnform und Zahnstellung

Modifiziert nach König und Plasschaert.

Belehrung und Unterweisung

Erfolgreiche Belehrung und Unterweisung setzt voraus, daß es dem Berater gelingt, im Patienten die Bereitschaft und das Bedürfnis nach Information zu wecken. Unter Hinweis auf den Abschnitt „Schwierigkeiten bei zahnärztlichen Belehrungen" (S. 15) nachstehend eine kurze Zusammenfassung der Voraussetzungen für eine erfolgversprechende Gesprächsführung.

Der Patient sollte spüren, daß er ernstgenommen und voll als Gesprächspartner geschätzt wird. Man sollte bereit sein, ihm zuzuhören und keine Autorität zur Schau zu stellen. Er muß ausreichend zu Wort kommen und auch seine abweichende Meinung sagen können.

Die Information sollte trotz Einfachheit und Kürze interessant sein; damit sie der Patient überhaupt zur Kenntnis nimmt, muß der Berater durch fundiertes Wissen glaubwürdig sein. Immer wieder muß man sich fragen, ist das, was man sagt und zeigt, auch zutreffend. Kann es der Patient verstehen, kann er es auch wollen und kann er es auch tun? Um dies zu beurteilen, muß man es selbst getan haben.

Es ist leicht, optimale, auf wissenschaftlichen Erkenntnissen beruhende Forderungen zu stellen. Weit schwieriger ist es, diese Forderungen so zu erklären und zu demonstrieren, daß sie Patienten mit unterschiedlichem Lebensalter, Herkunft und Wissen sinnvoll und praktikabel erscheinen.

Nach umfangreichen wissenschaftlichen Erhebungen besonders in der Schweiz und in Schweden erfordert die Effizienz von Vorbeugungsmaßnahmen in der Schule minimal sechs Zahnreinigungsübungen jährlich in Verbindung mit einer Information über zweckmäßige Ernährung, optimale Mundhygiene und Kariesvorbeugung mit Fluoriden. In der Sprechstunde erscheinen mindestens drei Sitzungen mit entsprechender individueller Information erfolgversprechend.

Die möglichen Erschwernisse, vor allem einer reinen Wortinformation, zeigt Abb. 56. Der beim Patienten ankommende Wortgehalt

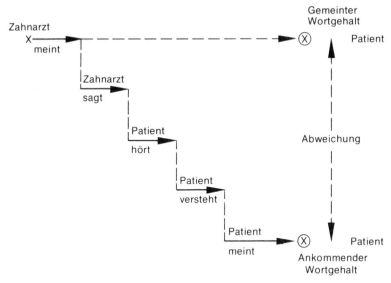

Abb. 56 Abweichung des gemeinten (vom Zahnarzt bzw. Berater) Wortgehaltes vom tatsächlich (beim Patienten) ankommenden

kann sich beträchtlich von dem unterscheiden, was der Zahnarzt meinte. Diese Abweichung kann sich noch durch den Tonfall, die Sprechweise, Wortwahl, durch begleitende Seufzer, Lächeln oder durch mimische Gesten, durch Äußerlichkeiten wie Frisur, Brille, Schmuck, Anzug usw. verstärken. Bei der Antwort des Patienten ist die gleiche Verzerrung möglich. Daher sind immer wieder zur Kontrolle Rückfragen zu stellen, und immer wieder sollte man zu erkennen geben, daß man helfen möchte. Der Patient muß als Belohnung für seine Bemühungen ein Erfolgserlebnis haben. Er sieht dies in der Verminderung der angefärbten Beläge und dem Verschwinden des Zahnfleischblutens (Sulkus-Sondierung). Jede Unterweisung sollte mit einer positiven Feststellung zur Sache beginnen und mit einer solchen enden.

I. Informationsgespräch und praktische Unterweisung

Gespräch und Unterweisung können sich nach den verschiedensten Gesichtspunkten unterscheiden. Unterschiede ergeben sich durch die Anzahl der Gesprächsteilnehmer beim Zwiegespräch oder beim Gespräch in der Gruppe, ferner durch die altersgemäße Gliederung in Kinder im Vorschulalter, Schüler und Erwachsene, wobei auch verschiedene Lebensalter zusammengefaßt werden können. Möglich sind auch ganz bestimmte Zielgruppen. Themen können sein: die Vorbeugung der Gebißkrankheiten durch Ernährungslenkung, durch Mundhygiene und durch Maßnahmen der Fluoridierung.

Außer zur Vorinformation und zur Auslese der geeigneten Teilnehmer ist bei der Zahngesundheitserziehung die Gruppe oder das Kollektiv einem einzelnen Teilnehmer vorzuziehen. Beim Zwiegespräch hat der Berater bereits durch sein Wissen zuviel Übergewicht. Der Patient steht allein und wagt oft nicht, seine Bedenken zu äußern, er hat keine Verbündeten und fühlt sich eventuell angeklagt.

In der Gruppe dagegen verringert sich schon der Zeitaufwand für einen Patienten entsprechend der Zahl der Teilnehmer, die jedoch bei praktischen Übungen nicht mehr als 5–10 Personen betragen sollte. Die reine Wissensvermittlung sollte auch bei Erwachsenen die Dauer von einer Viertelstunde nicht überschreiten.

In der Gruppe ist eine echte Diskussion möglich. Die Teilnehmer äußern sich freier, sind weniger verletzbar und stützen sich gegenseitig. Jeder sieht, daß der andere die gleichen Probleme hat; der Erfahrungsaustausch bringt eine fruchtbare und praxisbezogene Diskussion. Wird die Ansicht des Beraters wenigstens von einem Gruppenteilnehmer geteilt, dann wird sie leichter auch von anderen akzeptiert, da bei vielen Menschen das Gruppenverhalten als verbindlich für die eigene Person betrachtet wird. Dem Berater fällt es leichter, sich in Form und Inhalt seiner Ausführungen der Gruppe anzupassen, seine Funktion ist dann zeitweise die eines Gesprächsleiters. Man muß immer wieder herausstellen, daß ein Patient bzw. die Mutter eines Kindes die Zerstörung der Zähne *verhüten,* der Zahnarzt jedoch die Zerstörung nur *flicken* kann.

Eine Begründung für das Gespräch und damit einen Einstieg gibt u. a. der bei der Untersuchung festgestellte Gebißbefund, die Funktion des Milchgebisses, die Schlecksucht und die Kaufaulheit, die soeben abgeschlossene umfangreiche und zeitraubende Behandlung, die Höhe der entstandenen Kosten und vor allem die sicher mögliche Vorbeugung. Auch ist die Frage angebracht, ob wohl ein Arzt ein Kind wegen immer derselben Infektion alle 6 Monate behandeln würde, ohne die Eltern über das Wesen der Erkrankung und ihre sichere Verhütung aufzuklären und eine entsprechende Mitarbeit zu fordern.

Sehr zu überlegen ist, sich vom Patienten vor einer Unterweisung in der Zahnreinigung dessen bis jetzt geübte Technik zeigen zu lassen. Der Effekt ist fragwürdig, weil dieser sich vielleicht dabei ertappt fühlt, bisher die Zähne nicht oder falsch gereinigt zu haben. Zum andern könnte er nur theoretisches Wissen demonstrieren, das er tatsächlich doch nicht anwendet. Auf alle Fälle ist es zweckdienlich, seine Hemmungen im voraus mit dem Hinweis zu beschwichtigen, daß nur wenige Menschen die Zahnreinigung richtig beherrschen. Mancher Patient glaubt jedoch, die ganze Zahngesundheitsproblematik zu kennen. Durch einschlägige Fragen, z. B. nach der Zeitspanne der Milchsäuregärung, nach Material und Gebrauchsdauer einer Zahnbürste oder nach Zahnschädlichkeit von Weißbrot und Honig, merkt man bald, wie wenig er tatsächlich weiß.

Immer wieder stellen Patienten Fragen, die ein rein persönliches Problem betreffen und die nur der Zahnarzt beantworten kann. Es wird empfohlen, diese Fragen auf einen Zettel zu notieren, der an die Karteikarte angeheftet wird. Bei der nächsten Sitzung sollte der Zahnarzt auf diesen Sachverhalt eingehen.

II. Vorschläge für Beratungsgespräche und Unterweisungen in Stichworten

1. Thema: Information einer Mutter über Ernährungslenkung als Maßnahme der Karies- und Parodontalprophylaxe

Medien

Merkblatt „Wie man Kinder vor Karies bewahrt". Faltblatt „Ein Kind kostet die Mutter keinen Zahn". Hafttafel mit der Haftdarstellung Nahrungsmittel. Broschüren bereits im Wartezimmer lesen lassen. Weiteres geeignetes Informationsmaterial siehe S. 149.

Vorbemerkung

Das Ziel ist keine Ernährungs*umstellung*, sondern eine Ernährungs*lenkung*. Nicht Verbote, besser Empfehlungen aussprechen! Einzelheiten hierzu „Ernährungsempfehlungen" (S. 71). Vorausgesetzt wird die ausreichende Information über Mundhygiene.

Folgende Hinweise sind angezeigt

Zähne brechen gesund durch, und ein sauberer Zahn wird nicht krank – Zucker ist der größte Feind, daher ist alles Süße in jeder Form (auch Bananen, Dörrobst, Honig, süße Getränke, Hustensaft) schädlich, vor allem jedoch sind es klebrige Süßigkeiten!
Die schädliche Säurebildung beginnt sofort – Entscheidend ist, wie *oft* man täglich Süßes ißt und nicht *wieviel* man *auf einmal* ißt.
Süßes möglichst nur zu den Mahlzeiten und keine süßen Zwischenmahlzeiten! – Süßes nur, wenn sofort Zahnreinigung oder wenigstens gründliches Ausspülen möglich! – Keine Betthupferl.
Annehmbare *Alternativen anbieten* (zuckerfreier Kaugummi, Brezeln, Obst)!
Wichtig ist auch die Konsistenz der Nahrung – gleichgültig ob Schwarz- oder Weißbrot, entscheidend ist der Brotbelag!
Einzelheiten zur Ernährung in der Schwangerschaft, des Säuglings,

Kleinkindes und Schulkindes, je nach Erfordernis. Nicht nur sagen was zu tun ist, sondern was falsch gemacht wurde, deshalb Fragen stellen! Siehe hierzu „Diätanamnese" (S. 75)!
Ziel: Verständnis für zahnbewußtes Ernährungsverhalten wecken!

2. Thema: Information eines Kindes im Vorschulalter über die Zahnreinigung

Medien

Zweckdienlich sind großes Kiefermodell und/oder kleines Modell mit Zahnbürste, Zahnpaste, Uhr, Faltblatt „Zähneputzen – aber richtig", Faltblatt „Kinder putzen Zähne", Putzlernbürste, Zahnbürste für Berater, Becher, Hafttafel mit der Haftdarstellung Mundhygiene; Kamm mit Watte, Vergrößerungsspiegel, Talkum.

Vorbemerkung

Information des Kindes nach Möglichkeit in Anwesenheit Erziehungsberechtigter, um eine Konfliktsituation für das Kind zu vermeiden. Immer wiederholen, fragen und kontrollieren! Gutes Beispiel und Lob nützen, Tadel schadet. Das Wort „muß" ist möglichst zu vermeiden. Dem Kind soll bewußt werden, daß es in diesem Teilbereich mehr weiß und kann als z. B. die Freunde, die Mutter oder Verwandte. Es soll stolz auf sein Wissen sein. Der Berater wäre auch froh gewesen, wenn ihn jemand darüber informiert hätte. Ein Beratungstermin genügt nie, die Anzahl der Termine ist abhängig von dem Wollen und Können des Kindes und der Mutter. Einzelheiten siehe unter „Besonderheiten der Mundhygiene" (S. 108).

Folgende Hinweise sind angezeigt

Einstieg mit der Frage „Warum soll man nach den Zähnen schauen?" oder „Was kann mit den Zähnen passieren?" oder „Warst du früher schon einmal beim Zahnarzt und warum?" – „Warum putzen?".

Mögliche Antwort „Die Zähne bekommen Löcher" oder „Ich hatte Zahnschmerzen" oder „Die Zähne sind verschmiert".

Löcher kommen von den süßen Sachen – Süßes aufzählen lassen – Am besten wäre es also, gar nichts Süßes zu essen – Aber man möchte auch einmal naschen oder etwas Süßes essen, – Was kann man dann tun? – Was macht man mit dem durch das Essen verschmierten Teller?

Ausspülen, zeigen und üben – Zähne werden so jedoch nicht richtig sauber, deshalb Zahnreinigung – Notwendig sofort nach dem Essen – Mit kleiner Bürste am Modell zeigen und begründen – Retentionsstellen zeigen bzw. zeigen lassen – Methode am Modell zeigen und üben – Anfänger, Schrubbmethode (S. 96), dann Rotationsmethode (S. 98): kleine Kreise aufmalen, Beispiel Kamm mit Watte – Systematik beachten – Retentionsstellen markieren durch Einstäuben mit Talkum – Selbst im Mund trocken vorbürsten, dann dem Kind evtl. die Hand führen – Die Mutter sollte es auch zeigen und üben – Auflagedruck der Zahnbürste beachten – Spiegel verwenden (auch zu Hause), evtl. auch einen Mundspiegel mit Lampe (Batterie).

Jetzt Reinigung mit Wasser und Zahnpaste. Zahnpaste wirkt wie ein Spülmittel oder Seife – Spülen – Wie wird die Bürste gesäubert und aufbewahrt?

Zeitdauer der Reinigung und wann (unbedingt abends und nach Verzehr von Süßem). Evtl. Hinweis geben auf die Bedeutung der Milchzähne.

Mindestens 2 bis 3 Sitzungen – Belagentdecker frühestens bei der 3. Sitzung verwenden.

Kind erhält Faltblatt und Zahnbürste, Mutter Broschüre. Faltblatt zu Hause am Spiegel anbringen. Wenn bald Geburtstag, geeignete Bilderbücher empfehlen. Beliebt als Anerkennung sind Aufkleber und zuckerfreier Kaugummi.

Entscheidend: Ein sauberer Zahn wird nicht krank.

Ergänzungen

• bei Grundschülern:

Im 1. Schuljahr Beratung möglichst zusammen mit Mutter – Warum Fluorid-Zahnpasten angezeigt sind – Vorgehen bei Fluorid-Einbürstungen – Besonderheiten der elektrischen Zahnbürste – Weitere Einzelheiten zur Zahnbürste – Zeitkontrolle (Stoppuhr, Sanduhr) – Reinigungskontrollen mit Vergrößerungsspiegel, Belagentdecker. Merkblatt „Der Gebiß-Service", „Lustige Zahnfibel".

• bei älteren Kindern:

Zahnbürstenappell – Verwendung evtl. Ergänzungshilfen – Ursachen und Vorbeugung der Parodontopathien – Belagentdecker. Für interessierte Laien empfehlen: „Dem Gebißverfall die Zähne gezeigt" oder „Zahn-, Mund- und Kieferkrankheiten – Ursachen erkennen – heilen, helfen" oder „Ärztlicher Rat zur Verhütung von Zahnerkrankungen bei Kindern und Erwachsenen" oder „Zahnschäden sind vermeidbar".

3. *Thema: Informationsgespräch mit Schlüsselpersonen über Karies- und Parodontalprophylaxe (siehe auch Anhang C)*

Medien

Wie bei Thema 1 und 2 – Zahnbürsten für Berater und Schlüsselpersonen, Tafel, Uhr, Filme z. B. „Guten Tag, Herr Zahn" oder „Karius und Baktus" – Ein Fluorid-Gel – Belagentdecker – Dias, z. B. Auswahl aus der Serie „Die Zahnkaries und ihre Verhütung" – „Haftarbeitsmittel".

Vorbemerkung

Notwendig ist eine Information gemäß dem Thema 1 und dem Thema 2. Dazu kommen die Beratung über Fluoridierungsmaßnahmen und die Erörterung der üblicherweise gestellten Fragen (siehe unten). Der Zeitaufwand beträgt mindestens 45 Minuten, nach

Möglichkeit in 2 Sitzungen. Auswahl der Gesprächspunkte entsprechend dem Zuhörerkreis.
Nachstehend Hinweise für eine *Kurzinformation*, die jedoch nur in Ausnahmefällen zweckdienlich ist.

Notwendige Hinweise

Zähne brechen gesund durch – Ein sauberer Zahn wird nicht krank. Zucker in jeder Form ist der Hauptfeind der Zähne – Besonders schädlich sind süße und klebrige Zwischenmahlzeiten – Belagbildung – Säurebildung und Entkalkung – Entscheidend nicht wieviel, sondern wie oft Süßes gegessen wird.
Unbedingt abends und immer nach Verzehr von Süßem Zahnreinigung – Kurzkopfzahnbürste, Kunststoffborsten – Ausspülung zeigen – Retentionsstellen zeigen – Systematik – Zahnreinigung in den verschiedenen Altersstufen – Rotationsmethode – Am Modell zeigen – Zeitdauer – Praktisch üben – Belagdarstellung – Reinigen und Aufbewahren der Zahnbürste.

Fluoridierungsmaßnahmen

Durch Fluoride Schmelz widerstandsfähiger, nicht härter – Anwendungen: Spülungen, Einbürstungen, Tabletten, Fluorid-Zahnpasten. Einzelheiten hierzu unter „Die Vorbeugung durch Fluoride" (S. 126).

Fragen, die oft gestellt werden

Verträglichkeit von Kaugummi, Wirkung weichen Wassers, Wirkung der Reinigungsmittel, Vererbung von Karies (Kariesaktivität – beeinflussende Lokalfaktoren), Brotfrage, süße Getränke, Apfel, Banane, Zahnsteinbildung, Schlecksucht, Schwangerschaft, Lutschen, Zahnpasten, Zahnbürsten, Zahnseide, Mundduschen, Fluoride.

Anhang

Anhang A: Informationsmaterial

Gebißgesundheitliches Informationsmaterial und dessen Bezugsquellen

Basistexte in Einzelausgaben „Merkblatt für Mütter" / Merkblatt „Der Gebiß-Service" / Merkblatt „Ein Kind kostet die Mutter keinen Zahn" / Merkblatt „Kinder putzen Zähne" / Merkblatt „Zuckeraustauschstoffe" / Merkblatt in 6 Sprachen „Gesunde Zähne hat uns die Natur gegeben" / Zusammenstellung von 17 Basistexten / Broschüre „Dem Gebißverfall die Zähne gezeigt". Ferner das Gesamtverzeichnis „Übersicht über gebißgesundheitliches Informationsmaterial" mit Angabe der Preise und der Bezugsquellen. Das Verzeichnis ist geprüft und anerkannt vom Ausschuß Koordinierung der Zahngesundheitserziehung. Kostenloser Bezug von der Informationsstelle der Deutschen Zahnärzte, Universitätsstraße 73, 5000 Köln 41. Bestellschein anfordern!

Zahnpflegebeutel / Merkblatt für Schulanfänger „Zähneputzen – aber richtig!" – Merkblatt „Wie man Kinder vor Karies bewahrt" / Putzlernbürste / Färbetabletten / Demonstrationsgebiß mit Bürste / Jugendzahnbürste / Plakate „Zähneputzen macht Spaß", „Dein Zahnarzt ist nett", „Beißen macht deinen Zähnen Freude" / Unterrichtseinheit für 1. bis 4. Schuljahr „Zahngesundheitserziehung". Unterrichtseinheiten für das 5. bis 10. Schuljahr „Das Gebiß und seine Gesunderhaltung" / Lernangebote „Zahngesundheit im Kindergarten". Bezug durch Verein für Zahnhygiene, Marktplatz 5, 6100 Darmstadt. Bestellschein anfordern!

Merkblatt „Zuckerfreundliche Süßwaren". Bezug durch Römer Medical Relations, Marktplatz 5, 6100 Darmstadt.

Merkblätter: Karies / Plaque / Die richtige Zahnbürste / Die Pflege der Milchzähne / Gesunde Zähne / Richtige Zahn- und Mundpflege / Parodontose / Das Fädeln / Die werdende Mutter / Zahn- und Kieferfehlstellungen / Die Zahnlücke / Die Pflege der Prothese / Zahngesundheit und Ernährung / Kinder, Angst und Zahnarzt. Bezug durch Kassenzahnärztliche Vereinigung Hessen, Lyonerstr. 21, 6000 Frankfurt/M.-Niederrad.

Merkblätter: Säugling / Kleinkind / Schulkind / Kinderzahnpflege / Lutschgewohnheiten / Gebißtest / Aufkleber. Bezug durch Zahnärztlicher Fach-
verlag, Postfach 1868, 4690 Herne 1.

Zahnputzkalender jährlich. Bezug durch Fa. Kommunikation 2000, Gar-
tenstr. 9, 8137 Berg 1.

Bildbände: „Ich gehe zum Zahnarzt" / Aus der Reihe: Ich entdecke die
Welt „Zähne" / Bilderbuch „Karius und Baktus" / „Ärztlicher Rat zur
Verhütung von Zahnerkrankungen" / Buch „Zahnschäden sind vermeidbar" / Aus der Reihe: Der informierte Patient „Zahn- Mund- und Kieferkrankheiten" / Erzählung „Der Zahnpastamillionär" / Broschüre „Lustige
Zahnfibel" / Buch „Kann Ihr Kind mitlachen?". Bezug über den Buchhan-
del / Kinderheft „Florians Traum", Bezug über alle Ortskrankenkassen.

Hefte „Zahngesundheit" und „Ernährung", Bezug durch Techniker-Kran-
kenkasse.

Buch „Au Backe, mein Zahn". Bezug durch Verlag A. Schütz, 7630 Lahr.

Broschüre „Zähne für ein ganzes Leben". Bezug durch Ministerium für
Arbeit, Gesundheit, Familie und Sozialordnung Bad.-Württ.

Dia-Serie „Die Zahnkaries und ihre Verhütung" (22 Bilder). Verleih bei
Schulbildstellen.

Dias „Gesunde Zähne für mein Kind – wie kann ich sie erhalten?" (55
Bilder). Materialien zu einem Vortrag. Bezug durch Kassenzahnärztliche
Vereinigung Hessen (siehe oben).

Neue Medien „Patienten-Programme". Bezug durch Quintessenz-Verlag,
Ifenpfad 2–4, 1000 Berlin 42.

Bilder-, Dia- und Filmarchiv des BDZ (siehe oben). Übersicht anfordern.
Film 16 mm Lichtton farbig „Guten Tag, Herr Zahn". Verleih bei Kreis-
bildstellen.

Dia-Serie „Zahnpflege, Mundpflege und Ernährung" – ein Wortkonzept.
Bezug durch Freier Verband Deutscher Zahnärzte, Mallwitzstr. 16, 5300
Bonn 2.

Filme: Guten Tag, Herr Zahn (30 Min.) / Schneewittchen und die 7 Zahn-
putz-Zwerge. Alle Filme auch als Leihkopien. Bezug durch Verein für
Zahnhygiene (siehe oben).
Haftwände unterschiedlicher Größe. Haftarbeitsmittel „Gesunde Zähne –
Vorbeugung gegen Gebißerkrankungen" (Haftdarstellungen Nahrungsmit-
tel, Mundhygiene) in Plastikordner mit ausführlicher Anleitung. Ferner die
Kindergartenausgabe „Gesunde Zähne". Bezug durch Huesmann u. Benz
Verlag, Hochwaldstr. 18, 7700 Singen.

Spezielle Prophylaxedienste mit vielfältigen Angeboten an Plakaten, Po-
ster, Aufkleber, Prophylaxeartikel sind u. a.:
Profimed, Kaiserstr. 18, 8200 Rosenheim 2
Dent-o-care, Prophylaxeservice. Postfach 1151, 8011 Brunnthal
Prophylaxedienst Hanns-Peter Gruss, Postfach 170101, 5600 Wuppertal 17
Erwin Hager, Postfach 4164, 4830 Gütersloh 11
Dentina, Postfach 1316, 7750 Konstanz
Hager und Werken, Postfach 100654, 4100 Duisburg 1.

Anhang B: Praktische Maßnahmen der Prophylaxe in der Gruppe

Hinweise zur Durchführung von praktischen Maßnahmen der Prophylaxe von Gebißerkrankungen im Kindergarten und in der Grundschule. Die Verantwortlichkeit für ein zahnbewußtes Verhalten der Kinder kann nicht in den Kindergarten und die Schule verlegt werden. Eine Mitarbeit der Erziehungsberechtigten ist unbedingt anzustreben. Daher empfiehlt es sich, die Benachrichtigung Formular II mit einer Einverständniserklärung zu ergänzen. In dieser sollte sich der Sorgeberechtigte unterschriftlich bereit erklären, eine Informationsveranstaltung zu besuchen, um eine regelmäßige und richtige häusliche Zahnpflege besorgt zu sein und seinem Kind keine süßen Eßwaren oder Getränke mitzugeben.
Muster für Formulare siehe S. 166.
Die Wahl der Maßnahmen richtet sich nach den örtlichen Gegebenheiten. Hierbei sind zu berücksichtigen:

I. Die gewählte praktische Maßnahme

Im Grundsatz gilt: Alle Kinder, die an praktischen Maßnahmen teilnehmen, sollen regelmäßig zahnärztlich untersucht und behandelt werden. Siehe hierzu III.b.1.

a) Das Trockenbürsten der Zähne (ohne Zahnpaste)
Trockenbürsten ist die Grundlage aller praktischen Maßnahmen und eine notwendige Übung zum Erlernen der Systematik und Methodik der Zahnreinigung im Kindergarten und in der Grundschule (siehe S. 95). Die Durchführung ist in jedem Raum, z. B. in einem Tagesraum oder in einem Klassenzimmer möglich. Das Trockenbürsten ist auch bei allen anderen Maßnahmen gelegentlich zu üben. Empfohlen wird hierfür die leicht erlernbare und wirkungsvolle Rotationsmethode.

b) Spülung mit einer Fluoridlösung
Sie ist in der Grundschule angezeigt, jedoch nicht im Kindergarten wegen der Möglichkeit des Verschluckens der Spüllösung. Im Klassenzimmer soll ein Waschbecken vorhanden sein (siehe Seite 134). Eine vorherige Zahnreinigung (evtl. zu Hause) ist zweckdienlich, sie ist jedoch nicht Voraussetzung.

c) Zähnebürsten mit Fluorid-Gel
Zweckmäßigerweise soll hiermit zunächst im Kindergarten ein Jahr vor der Einschulung oder in der 1. Klasse der Grundschule begonnen werden. Es kann in einem Tagesraum oder in einem Klassenzimmer mit Waschbecken erfolgen (Näheres siehe S. 135).

d) Zähnebürsten mit Zahnpaste
Bezüglich der Einführung gilt das unter c) Gesagte. Erforderlich ist eine Zahnputzanlage oder Waschbecken (siehe S. 145 u. S. 137).

e) Zahnreinigung und anschließendes Einbürsten
Das ist die Kombination von d) und c) und bedeutet ein optimales Vorgehen jedoch mit größerem Zeitaufwand.

f) Die tägliche Verabreichung von Fluoridtabletten
Sie ist nur sinnvoll, wenn die regelmäßige Abgabe im Kindergarten und anschließend in der Grundschule sichergestellt ist (näheres S. 133). Bei dieser Maßnahme muß unbedingt eine Information über zahnschädigende Ernährung und über gründliche regelmäßige Zahnreinigung zusätzlich erfolgen. Dazu gehört auch zumindest die gelegentliche Übung des Trockenbürstens.

II. Die personellen Erfordernisse

Die Aufgabe der als Zahnpflegehelfer (ZPH) tätigen Schlüsselpersonen (Lehrer, Erzieherinnen, Väter, Mütter, Gemeindeschwestern u. a.) ist die Organisation und die Überwachung der unter I. dargestellten Maßnahmen. Alle Maßnahmen sollen, wenn irgend möglich, im Einvernehmen mit dem zuständigen Jugendzahnarzt geplant und überwacht werden. Er wird auch die notwendigen Untersuchungen der betreuten Kinder durchführen. Die Adresse des zuständigen Jugendzahnarztes ist beim Gesundheitsamt zu erfragen. Falls ein Jugendzahnarzt nicht zur Verfügung steht, bespricht man sein Vorhaben mit dem Vorsitzenden der Kreisvereinigung der Zahnärzte. Er wird in der Regel einen Zahnarzt der freien Praxis benennen können, der bereit ist, jugendzahnärztliche Untersuchungen durchzuführen. Die als Zahnpflegehelfer tätigen Personen müssen eine entsprechende Schulung erhalten.

a) Notwendige personelle Voraussetzungen
Im Kindergarten soll für eine bis drei Gruppen, je nach deren Kinderzahl und der vorgesehenen Maßnahme, eine Person als Zahnpflegehelfer die

verantwortliche Durchführung übernehmen. In der Schule kann diese Überwachung durch den Klassenlehrer und/oder eine Schlüsselperson erfolgen. Gegebenenfalls kann ein Zahnpflegehelfer auch mehrere Abteilungen bzw. Klassen betreuen. Er tut dies dann sozusagen als übergeordneter ZPH.

b) Wünschenswerte personelle Voraussetzungen

1. Nach Möglichkeit sollen für diese Aufgaben jeweils zwei Personen benannt werden. Damit ist eine gute Überwachung und gegebenenfalls auch eine gegenseitige Vertretung gewährleistet. Die Arbeit eines Zahnpflegehelfers kann auch durch einen Schüler oder eine Schülerin der obersten Schulklasse mit bestem Erfolg unterstützt werden.

2. Vorteilhaft ist es, wenn der Zahnpflegehelfer ein eigenes Kind in der von ihm betreuten Abteilung oder Klasse hat. Im nächsten Schuljahr kann er dann dieselben Kinder weiter beaufsichtigen.

III. Das organisatorische Vorgehen

Die praktischen Maßnahmen unter I. werden im Kindergarten und in der Grundschule durchgeführt. Für die Einführung sollen Kindergärten und Schulen ausgewählt werden, in denen die Schulleiter, Lehrer, Erzieherinnen oder Hausmeister positiv für Prophylaxemaßnahmen eingestellt sind. Maßgeblich und entscheidend für den Erfolg ist vor allem ein aktiver und aufgeschlossener Elternbeirat. Die örtliche Presse kann durch vorherige Beiträge informiert werden und die Verantwortlichen hierfür motivieren.

a) Das organisatorische Vorgehen bei der Einführung

1. Man erörtert die geplanten Maßnahmen mit dem Zahnarzt, der Erzieherin, dem Klassenlehrer und dem Elternbeirat und begründet besonders die vorgesehenen Maßnahmen und das Vorgehen.

2. Man versichert sich durch eine Rücksprache des Einverständnisses des Schulleiters bzw. des Kindergartenträgers.

3. Man bespricht mit den Eltern diese Maßnahmen anläßlich eines Elternabends oder einer jugendzahnärztlichen Untersuchung. Bei dieser Gelegenheit können erfahrungsgemäß noch weitere Personen für eine Mitarbeit gewonnen werden. Falls die Vorsorgeuntersuchungen durch den Jugendzahnarzt erfolgen, obliegt ihm die notwendige Information über zahnschädigende Ernährung und zweckmäßige Zahnreinigung sowie die Durchführung der praktischen Maßnahmen; er kann sie auch einer Hilfsperson übertragen.

b) Das organisatorische Vorgehen bei der Durchführung

1. Zu den jugendzahnärztlichen Untersuchungen bzw. zu den Informationen im Kindergarten sind in jedem Fall die Eltern schriftlich einzuladen (siehe Formular Muster I). Es hat sich gezeigt, daß die überwiegende Mehrheit einer solchen Einladung gern folgt.

Information und Zusammenarbeit des Kindergartens und der Schule mit den Eltern sind für den Erfolg notwendig. Die unter a) 3. erwähnte, unbedingt notwendige Information soll *vor* der Untersuchung durch den Jugendzahnarzt erfolgen, denn nach der Untersuchung besteht die Gefahr, daß die Eltern weggehen. Falls dies nicht möglich ist, muß die Aushilfe wenigstens die Information übernehmen (s. Formular Muster II).

2. Für die Maßnahmen nach I a) bis e) benötigen die Kinder den Zahnpflegebeutel bzw. die mit Namen gekennzeichnete Zahnbürste und den Becher. Es ist wünschenswert, daß die Utensilien direkt im Kindergarten oder in der Schule verwechslungssicher aufbewahrt werden. Falls dies nicht möglich ist, ist ein Tag vorher darauf einzuwirken, daß die Kinder ihre Zahnputzausstattung in die Schule/Kindergarten mitbringen. Bei täglichen Maßnahmen nach I. d) verbleiben die mit Namen versehenen Becher und Bürsten auf jeden Fall im Kindergarten oder in der Schule. Sie werden auf einem dem Zugriff der Kinder entzogenen Regal oder noch besser in einem abschließbaren, gut durchlüfteten Schrank verwahrt. Die bei Fluoridspülungen benötigte Spüllösung kann in Papierbechern samt Servietten auf einem Tablett vorbereitet werden (siehe „Die Fluoridierung durch Spülungen", S. 134).

3. Bei praktischen Maßnahmen ist jeweils ein kurzer Hinweis auf Zahnbeläge und die Schädlichkeit des Zuckers zu geben.

4. Für alle Maßnahmen mit Fluoridanwendung ist eine vorherige schriftliche Einverständniserklärung der Eltern notwendig (siehe Formular Muster III), um eine Überdosierung bei gleichzeitiger häuslicher Fluoridierung zu vermeiden.

5. In einem Terminplan sind die Kalendertage für die praktische Prophylaxe und die Namen der mitwirkenden Personen für die ganze Laufzeit des Stundenplans festzulegen. Das Einbürsten von Fluorid-Gelen und Fluoridlösungen soll jährlich mindestens 6mal erfolgen. Eine monatliche Übung ist wünschenswert, optimal ist ein- oder zweiwöchentliches Einbürsten. Mit Rücksicht auf den Stundenplan können die Maßnahmen vor dem Unterrichtsbeginn, in der Pause, nach dem Unterricht oder auch während des Unterrichts (in der Schweiz üblich) eingeplant werden. Die Abteilung bzw. Klasse ist in Gruppen von max. 15 Kindern einzuteilen. Die Größe der Gruppe ist abhängig von der gewählten Maßnahme und den zur Verfügung

stehenden Spülbecken. Eine tägliche Zahnreinigung in der Schule/Kindergarten wird nur selten zu realisieren sein. Sie sollte am besten nach der Frühstückspause erfolgen.

6. Mit dem Elternbeirat und den Schulleitern ist Einvernehmen herzustellen, daß der Verkauf von kariesfördernden Speisen und Getränken auf dem Schulgelände aus gebißhygienischen Gründen zu verbieten ist. Es muß hier versucht werden, die am Verkauf orientierten Interessen auf zahnunschädliche Ware zu lenken.

7. Angezeigt ist auch eine gelegentliche Überprüfung des Pausenfrühstücks, verbunden mit einer *rein sachbezogenen* Besprechung über seine mögliche schädliche Einwirkung auf die Zähne. Evtl. vorherige Zustimmung der Eltern sicherstellen.

IV. Die Auswahl der Materialien und Medien

Alle Materialien und Medien, die verteilt werden, müssen dem Empfänger in einer seinem Alter entsprechenden Weise erklärt und begründet werden. Eine Verteilung ohne jegliche Hinweise ist nachweislich wertlos. Eine Übersicht über gebißgesundheitliches Informationsmaterial mit Angabe der Bezugsquelle finden Sie auf den Seiten 149–151.

a) Unabhängig von der gewählten Maßnahme sind die erforderliche Anzahl Zahnpflegebeutel, für die Schüler das Faltblatt „Zähneputzen" und für das Elternhaus das Merkblatt „Gesunde Zähne hat uns die Natur gegeben" (in 6 Sprachen) zu beschaffen. Notwendig ist immer ein Demonstrationsgebiß mit großer Zahnbürste und für ergänzende Hinweise ein großer Kamm mit Watte (Seite 95). Zweckdienlich sind für die entsprechenden Altersstufen das Merkblatt „Gesunde Zähne", die Dia-Serie „Die Zahnkaries und ihre Verhütung" und die „Unterrichtseinheit für Lehrer". Sehr zu empfehlen sind als didaktisches Arbeitsmittel für Kindergarten und Schule die Hafttafel mit den Haftmaterialien Nahrungsmittel und Mundhygiene. Ausgenommen für I. a) (Trockenbürsten) und f) (Fluoridtabletten) müssen zu jedem Termin Becher und Servietten vorhanden sein.

b) Für das Einbürsten wird Fluorid-Gel, für die Fluoridspülung das auf Rezept angefertigte abgepackte Fluoridpulver benötigt. Die Verabreichung von Fluoridtabletten ist durch Beschaffung entsprechender Klinikpackungen am wirtschaftlichsten. Man rechnet pro Kind und Schuljahr mit 200 Tabletten.

c) Wünschenswert ist die Verwendung einer Sanduhr oder eines Kurzzeitweckers.

Gute Dienste zur Motivation leisten ein Vergrößerungsspiegel und Färbetabletten (Belagentdecker). Sie sollen jedoch nur in der Schule unter Beachtung der Hinweise von Seite 103 ausnahmsweise verwendet werden.

Besonders empfehlenswert ist der Water Pik-Punktlicht-Vergrößerungsspiegel.

Anhang C: Besuch einer Kindergartenabteilung in der zahnärztlichen Praxis

Für einen Teil der Kinder ist dieser Besuch ein erster Kontakt mit dem Zahnarzt und seiner Arbeitsstätte, er ist nicht wegen Zahnschmerzen veranlaßt. Der Besuch sollte zuvor von der Erzieherin in seinem Ablauf erzählt werden. Eine angstfreie und vertrauensbildende Begegnung ist auf diese Weise möglich.

Die Begrüßung durch den Zahnarzt im Wartezimmer sollte nicht im weißen Mantel erfolgen. Die Kinder werden in zwei Gruppen aufgeteilt und dann jeweils etwa eine halbe Stunde lang gemeinsam vom Zahnarzt mit einer Helferin bzw. gemeinsam von einer Helferin mit der Erzieherin betreut.

Der Zahnarzt besichtigt zunächst mit seiner Gruppe alle Praxisräume und weist auf deren Besonderheiten hin. Die Helferin sollte währenddem auf Kinder achten (Haftung), die sich von der Gruppe absondern und sich an Geräten zu schaffen machen. Im Empfang bzw. Büro kann man eine Karteikarte zeigen, evtl. die eines anwesenden Kindes. Das gleiche geschieht im Röntgenraum mit einer Aufnahme. Im Sprechzimmer steht im Mittelpunkt der Behandlungsstuhl. Der Zahnarzt, jetzt im weißen Mantel, läßt auf ihm einige Kinder auf- und abwärtsfahren und verschiedene Knöpfe bedienen. Unterstützt von Zahnarzt und Helferin können einige Kinder mit einem Mundspiegel ihre Zähne betrachten und mit einer Pinzette eine Watterolle aufnehmen. Man kann auch ganz beiläufig eine kleine Spritze zeigen, mit der man den Zahn „einschlafen" läßt. Das Absaugen von Wasser aus einem Glas, der auf den Handrücken gerichtete Luftstrahl und die Betätigung der Spraymatik finden großes Interesse. Das gleiche gilt für eine von der Helferin angerührte Zementfüllung, mit der das Loch in einem Zahn „zugemacht" wird. Worte wie Angst und Schmerzen sind genau überlegt zu gebrauchen. Sehr wichtig ist, daß auch das Kind, welches im Hintergrund steht, einmal an die Reihe kommt; jedes Kind sollte unbedingt bei irgendeiner Maßnahme berücksichtigt werden.

Bei der 2. Gruppe stellt die Helferin Fragen zum Zähneputzen, z. B. wann das geschehen soll, warum, wie oft und wie. Sie sollte dann am großen Kiefermodell und im eigenen Mund die Rotationsmethode zeigen. Die Vermittlung der wünschenswerten Kenntnisse bei den Zahnputzgeräten und ihrer Verwendung sowie bei den zahnschädlichen Nahrungsmitteln kann instruktiv und unterhaltend mit Haftbildern geübt werden (Haftarbeitsmittel mit Anleitung für den Unterricht im Kindergarten beim Verlag Huesmann und Benz, Hochwaldstr. 18, 7700 Singen). Auf der Hafttafel entstehen beim Anheften der Teile immer wieder verschiedenartige Bilder, die interessanter sind als fertige Darstellungen. Ihr Aufbau erfolgt langsamer als bei Dias oder Filmen, er läßt sich wiederholen und dabei beliebig verändern. Die Darstellung wird anschließend besprochen, wobei die heute so oft vorhandenen Sprachbarrieren leichter zu überwinden sind. Auch das schwächere Kind wird entsprechend seinem Vermögen mit einer positiven Leistung in die Gruppe einbezogen. Dies bedeutet eine praktische, gegenständliche und altersgemäße Einübung in die Zahngesundheitsvorsorge. Man kann darüber sprechen, was zum Frühstück, zum Mittag- und Abendessen zu empfehlen ist. Notwendig ist der Hinweis, daß man immer, wenn man etwas Süßes gegessen hat, die Zähne putzen oder wenigstens den Mund kräftig mit Wasser ausspülen soll.

Bei ausreichender Zeit und in Abstimmung mit der anderen Gruppe kann z. B. aus den Broschüren „Au Backe, mein Zahn", „Florians Traum" oder aus dem Buch „Karius und Baktus" vorgelesen werden. Als Geschenk zum Abschied sind neben dem Zahnputzset Aufkleber und Proben von zuckerfreiem Kaugummi immer willkommen. Man könnte auch für die Eltern das Merkblatt „Gesunde Zähne hat uns die Natur gegeben" mitgeben. Es wird in sechs Sprachen, nämlich in deutsch, italienisch, spanisch, griechisch, serbokroatisch (jugoslawisch), türkisch vom Bundesverband der Deutschen Zahnärzte, Abt. Öffentlichkeitsarbeit und Presse, Universitätsstr. 73, 5000 Köln 41, kostenlos geliefert.

Anhang D: Hinweise zur Gestaltung der Elterninformation im Kindergarten zum Thema „Vorbeugung der Gebißerkrankungen – was ist zu tun?" unter Verzicht auf Projektionen mit „Merkblatt für Eltern"

Einladung zur Informationsveranstaltung

Wirkungsvoll ist es, wenn der Patenzahnarzt bzw. die ZMF die Eltern bereits in der Einladung bittet, zur Veranstaltung eine Zahnbürste mitzubringen, um die Zahnputzmethode der Kinder zu üben. Damit kann auch ein kleiner „Zahnbürsten-Appell" – mit diskreten Hinweisen bei etwaigen Mängeln – verbunden werden. Mit der Einladung erhalten alle Eltern bereits das Merkblatt „Gesunde Zähne hat uns die Natur gegeben" in ihrer Muttersprache (deutsch, griechisch, italienisch, jugoslawisch, spanisch, türkisch). Bezug siehe letzter Abschnitt.

Ablauf der Informationsveranstaltung

Der Patenzahnarzt (ZMF) sollte zunächst überzeugend darlegen, daß Zähne und Zahnfleisch gesund erhalten werden können, wenn Elternhaus und Kindergarten gemeinsam bemüht sind, zahngesundheitserzieherische Maßnahmen durchzuführen, und sich dabei gegenseitig unterstützen. Man erläutert anschließend den Eltern die wichtigsten Maßnahmen der Vorbeugung: regelmäßiges und richtiges Zähnebürsten, zuckerarme Ernährung, Schmelzhärtung mit Fluoriden und halbjährlicher Zahnarztbesuch. In diesem Zusammenhang kann die Zahnputzmethode geübt werden.

Die für solche Veranstaltungen mit Vorliebe empfohlenen Dia-Vorführungen haben sehr oft nicht die erhoffte nachhaltige Wirkung, wenn die Eltern mitunter abgehetzt und von der Tagesarbeit ermüdet in einem abgedunkelten Raum sitzen. Man muß deshalb darauf achten, daß das Thema allgemein verständlich und ohne wissenschaftlichen Ballast dargestellt wird. Es empfiehlt sich, von den an sich gut zusammengestellten Dia-Serien, die in der Regel sehr umfangreich sind, je nach Situation nur eine geringe Anzahl zu zeigen. Es ist sicher effektiver und regt mehr zur direkten Mitarbeit an, wenn man das „Merkblatt für Eltern" (Seite 163) als Fotokopie im Format DIN A 4 bei der Informationsveranstaltung oder mit der Einladung verteilt.

Den Eltern sollte dieses Merkblatt spätestens zum Beginn der Veranstaltung ausgehändigt werden, mit der Bitte, die darin abgedruckte Quizfrage nach zahnschädigenden Nahrungsmitteln zu beantworten. Dadurch werden

Wissenslücken bewußt gemacht, und das Interesse für Zahnhygiene wird geweckt, was wiederum eine aktive Teilnahme bewirkt. Die richtigen Antworten werden bei der Besprechung der Ernährungslenkung gegeben. Der Referent kann vorbereitend die Abbildungen in seinem als Manuskript dienenden Merkblatt mit weiteren Einzelheiten ergänzen, sofern er diese den Eltern vermitteln möchte. Er hat sich somit für den Elternabend das Konzept eines Referates erarbeitet, das ihm wirklich vertraut und auf ihn persönlich zugeschnitten ist. Außerdem können die Eltern das „Merkblatt" mit nach Hause nehmen, darin nachlesen und es in der Familie besprechen. *Bitte beachten:* Ein Merkblatt ohne Kommentar des Referenten findet kaum die gewünschte Beachtung.

Materialien für die Veranstaltung
Man sollte mitbringen:
– großes Gebißmodell mit Bürste zur Demonstration der Zahnputzmethode der Kinder
– großen Kamm mit Watte, um zu demonstrieren, daß sich die Watte (Beläge) aus dem Kamm (Zähne) durch kreisförmige Putztechnik entfernen läßt
– eigene Zahnbürste sowie nach Möglichkeit Muster von Zahnbürsten für Kinder und Erwachsene
– Zahnpasten
– Reisezahnbürste
– Aufkleber
– 3 Minuten-Sanduhr
– einige Bleistifte zum Ausfüllen der Quizfrage
– evtl. Etiketten von fluoridhaltigen Mineralwässern
– 25 Stück Würfelzucker in einer leeren Colaflasche.
Die Sitzordnung sollte zwanglos sein, die Tische können beispielsweise U-förmig angeordnet werden. Dies fördert die Gesprächsbereitschaft und Diskussion.
Die Dauer des Referates – maximal 50 Minuten – ist mit der Erzieherin im vorhinein zu vereinbaren. Zur Auflockerung dienen praktische Übungen zur Zahnreinigung.

Merkblätter für Eltern
Man kann folgende Merkblätter zusätzlich bei der Veranstaltung an die Eltern verteilen, die kostenlos zu beziehen sind bei der Bundeszahnärztekammer (Universitätsstr. 73, 5000 Köln 41):

„Gesunde Zähne hat uns die Natur gegeben" (in 6 Sprachen)
„Wie halte ich Mund und Gebiß gesund".
Vom BDZ ist für den Zahnarzt kostenlos die „Übersicht über gebißgesundheitliches Informationsmaterial" mit Angabe der Bezugsquellen und Preise
für weitere Merkblätter erhältlich.

Merkblatt für Eltern

Name des Zahnarztes	**Quizfrage:** Welche von den 22 genannten Nahrungsmitteln sind durch ihren Gehalt an Zucker zahnschädigend? Kreuzen Sie diese bitte an.	○ Kaugummi ○ Vollkornbrot ○ Tomaten ○ Nutella ○ Süßstoff ○ Äpfel ○ Rosinen ○ Käse ○ Nüsse	○ Fertigtee ○ Milch ○ Eis ○ Quark ○ Ei ○ Salat ○ Honig ○ Apfelsinen ○ Milchschnitte	○ Mohrenkopf ○ Radieschen ○ Schokolade ○ Banane ○ Torten ○ Pudding ○ Lutscher ○ Limonade

Ursachen der Gebißerkrankungen

❶

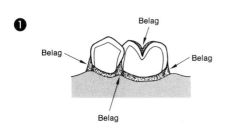

Bevorzugte Stellen der Belagbildung

❷

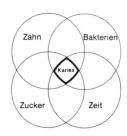

Die vier Kreise zeigen die notwendigen Voraussetzungen jeder Karies.

❸

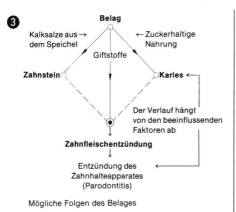

Mögliche Folgen des Belages

❹

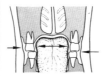 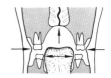

Ruhelage der Zunge bei Nasenatmung (links)und bei Mundatmung (rechts). Das bei letzterer fehlende Gleichgewicht zwischen Wangen- und Zungenmuskulatur (die Zunge liegt nicht mehr dem Gaumendach an) führt zur Hebung des Gaumendaches und weiterer Erschwerung der Nasenatmung.

Folgen der Gebißerkrankungen

Milchzähne sind Platzhalter

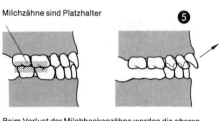 ❺

❻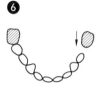

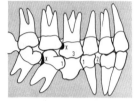

Beim Verlust der Milchbackenzähne werden die oberen Schneidezähne lippenwärts gedrängt, da eine Abstützung im Backenzahnbereich fehlt.

Vorzeitiger Verlust des 2. Milchbackenzahnes

Der 1. bleibende Backenzahn wandert in die Lücke nach vorn (links).
Wanderung und Kippung der Nachbarzähne bei Zahnverlust im bleibenden Gebiß (rechts)

Mundhygiene

❼

Profile von Zahnbürsten (Kunststoffbürsten)

❽

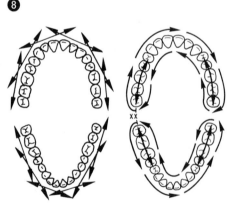

❾ Rotationsmethode:

Außenflächen des Ober- und Unterkiefers
gleichzeitig   getrennt

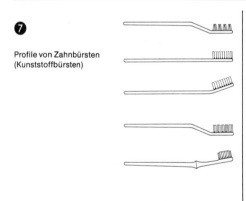

Reinigung in Abschnitten

Bewegungsablauf bei der Zahnreinigung

Ernährungslenkung

⑩

Kurve im hellen Feld
bedeutet Säurebildung

Säurebildung bei täglich vier zuckerhaltigen Mahlzeiten

Die Säurebildung beginnt im Zahnbelag sofort nach Zuckeraufnahme, erreicht den Höchstwert nach 20 Minuten und
dauert insgesamt 40 Minuten.

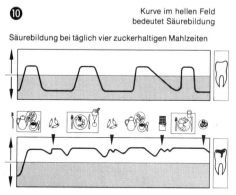

Besprechung der Quizfrage

Säurebildung bei zusätzlich vier süßen, d. h. zuckerhaltigen
Zwischenmahlzeiten (andauernde Säurebildung)

Es gilt:

● Der Hauptfeind der Zähne ist Zucker in jeder Form, vor
allem jedoch Süßes zwischen den Mahlzeiten (wenig Kauarbeit, deshalb wenig Speichel, meist keine Reinigung).

● Kariöse Zerstörung des Gebisses entsteht infolge falscher
Ernährungsweise und vernachlässigter Zahnpflege.

● Zähne brechen immer gesund in die Mundhöhle durch.

● Man kann sie so pflegen, daß sie gesund bleiben.

● Die Zähne erkranken nicht schicksalhaft aus ererbten oder
erworbenen Anlagen.

Maßnahmen zur Schmelzhärtung

⑪

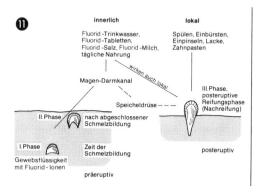

Verminderung des Kariesbefalls bei täglicher Anwendung
einer Fluoridzahnpaste 30 Prozent, bei wöchentlich Fluorid-
gelee 40 Prozent in sieben Jahren.

Fluoridvorkommen: Übliche Trinkwässer weniger als 0,2 mg
pro Liter, Weltmeere 1,3 bis 3 mg pro Liter. Früher war im Brot
der Fluoridgehalt erhöht durch den Abrieb der fluoridhaltigen
Mühlsteine.

Dr. Walter Holzinger, Herrenberg.

Formulare (Muster)

Benachrichtigung

Liebe Eltern,   Den ....

der Wert guter Zähne ist allgemein bekannt. Kranke Milchzähne verursachen nicht nur Schmerzen, sie stören auch die Entwicklung Ihres Kindes. Eine häufige Folge sind Schäden am bleibenden Gebiß. Solche Schäden sind mit Sicherheit zu vermeiden. Wir möchten Sie darüber anläßlich einer zahnärztlichen Untersuchung Ihres Kindes

am .... im ....

um ....Uhr

informieren. Dabei sollen auch Maßnahmen zur Vorbeugung von Karies und Zahnbetterkrankungen besprochen werden, die gegebenenfalls im Kindergarten – in der Schule – erfolgen können. Die Teilnahme ist freiwillig und kostenlos.
Wir freuen uns sehr, wenn Sie Ihr Kind zur zahnärztlichen Vorsorgeuntersuchung begleiten.

Mit freundlichem Gruß

Benachrichtigung

Liebe Eltern,   Den ....

der Wert gesunder Zähne ist allgemein bekannt. Kranke Milchzähne verursachen nicht nur Schmerzen, sie stören auch die Entwicklung Ihres Kindes. Solche Schäden sind mit Sicherheit zu vermeiden.

Am .... um .... Uhr

im ....

möchten wir mit Ihnen darüber sprechen, ob und welche Maßnahmen zur Vorbeugung von Karies und Zahnbetterkrankungen im Kindergarten – in der Schule – durchgeführt werden sollen. Selbstverständlich werden wir Sie über die Möglichkeiten eingehend informieren.
Wir freuen uns sehr, wenn Sie kommen.   Mit freundlichem Gruß

Erklärung

Ich erkläre mich damit einverstanden, daß mein

Kind................................... geb. am: ....

wohnhaft in .... Straße ....

an der Fluoridierungsaktion zur Verhütung der Zahnkaries – mit einer geringen Kostenbeteiligung – teilnimmt.

.... , den .... 19.............

....

Unterschrift

Empfehlenswerter Aushang für Kindergärten, die sich an einer Zahngesundheitsaktion beteiligen:

Wir beteiligen uns an der »Aktion gesunde Zähne«

(1.Vorschlag:) Wir putzen die Zähne richtig
                Wir wissen, Süßigkeiten schaden
                Wir wollen unsere Zähne gesund erhalten
(2.Vorschlag:) Gesunde Zähne sind kein Luxus
                Kranke Zähne können wir uns nicht leisten

**Anhang E: Hinweise zur Information von Erzieherinnen
durch den Patenzahnarzt über Maßnahmen der Vorbeugung von
Gebißerkrankungen im Kindergarten**

Die Information erfolgt am besten anläßlich einer Dienstbespre-
chung der Erzieherinnen nach vorheriger Rücksprache mit dem
Träger bzw. der Fachaufsicht eines Bezirkes. Wünschenswert ist die
Teilnahme der Elternbeiräte.
Die Teilnehmerinnen werden gebeten, ihre täglich benützte (keine
neue) Zahnbürste und einen Handspiegel mitzubringen. Die Information erfolgt zu Beginn in gleicher Weise wie die der Eltern beim
Elternabend. Sie wird ergänzt durch praktische Übungen zur Mundhygiene und Ernährungslenkung.

Übungen zur Mundhygiene
Gezeigt wird ein effektives Mundspülen (s. S. 120) und das Zähneputzen am großen Modell nach der Rotationsmethode (s. S. 98 f.).
Nach der exakten Demonstration durch den Zahnarzt im eigenen
Mund üben die Erzieherinnen unter Spiegelkontrolle. Bei 2–3 Teilnehmerinnen ohne Frontzahnfüllungen ist eine Belaganfärbung mit
einer Färbetablette angezeigt (s. S. 104 f.).

Übungen zur Ernährung
Die Darstellungen auf der Hafttafel sowie die Verwendung der Leit-
figuren, der Vespertasche und der Nahrungsmittel werden erläutert
(„Tag der offenen Tür" S. 158).
Ein Spiel für die Kinder wird vorgestellt, bei dem sie einen Ausflug
auf eine Anhöhe machen. Dazu sitzen sie im Kreis um die Erzieherin. Sie nimmt aus einem zugedeckten, möglichst großen Handkorb
Zahnbecher, Zahnbürste und Zahnpaste. Es wird deren Zweck und
Verwendung besprochen. Im Korb verbleiben vorläufig die Haftmaterialien Nahrungsmittel.
Jetzt geht es auf die Wanderung mit entsprechendem Trampeln
beim Sitzen, dann Rennen und weiter langsam auf die Höhe. Oben
atemlos angekommen wird ein grünes Tuch für die zahngesunden

und ein rotes Tuch für die schädlichen Nahrungsmittel ausgebreitet. Die hungrigen Kinder nehmen einzeln aus dem Korb ein Nahrungsmittel und erklären, auf welches Tuch es zu legen ist. Wenn alles plaziert ist, wird gegessen. Anschließend folgt das Zähneputzen und dann Entspannungsübungen mit Armen und Beinen. Jetzt wird wieder alles verstaut. Jedes Kind darf nach Weisung der Erzieherin etwas „Gesundes" oder „Ungesundes" in den Korb zurücklegen. Die Aufforderung kann auch mit Hilfestellung erfolgen, z. B. „etwas, das auch die Hasen mögen". Mit einem Lied geht es unter Füßetrampeln wieder nach Hause.

Bei der Einführung praktischer Maßnahmen besteht die große Gefahr, daß im ersten Überschwang zu viel begonnen wird. Empfehlenswert ist zunächst ein 14tägiges Einbürsten von Fluoridgelee bei den Vorschulkindern zu im voraus festgelegten Terminen; gegebenenfalls ist nur jeden Tag ein intensives Mundspülen (s. S. 120) nach dem 2. Frühstück durchzuführen. So wird dem Kind das Gefühl eines sauberen Mundes zu einem Bedürfnis. Wenn es akzeptiert wird, sollte alles unter der Mitwirkung einer oder zweier engagierter Mütter des Elternbeirates erfolgen, was vor allem eine regelmäßige Durchführung sichert (s. ergänzend Anhang B, S. 152).

Unter den Erzieherinnen ist eine Übereinstimmung über die vorgesehene Maßnahme anzustreben. Aktive Kindergärten können an gut sichtbarer Stelle einen Aushang in der auf S. 167 vorgeschlagenen Fassung anbringen. Besonders wird hingewiesen auf die vielerorts stattfindenden Kurse der Landesarbeitsgemeinschaft oder anderer Institutionen über Prophylaxe, deren Besuch notwendig ist.

Übersetzung gebräuchlicher Fach- und Fremdwörter

Abrasion: *Abtragung, Abschabung, Abnutzung, Abrieb der Zähne durch Kauen*

abrasiv: *scheuernd, abnutzend*

adenoid: *drüsenähnlich, lymphknotenähnlich*

Aërobier: *Bakterien, die nur in Anwesenheit von Sauerstoff leben können. Gegensatz Anaërobier*

Ätiologie: *Lehre von den Krankheitsursachen*

akut: *plötzlich beginnend, schnell verlaufend*

Allergie: *vom normalen Verhalten abweichende (krankhafte) Reaktion des Organismus auf bestimmte Fremdstoffe (Allergene)*

alveolär: *das Zahnfach betreffend*

Alveolarfortsatz: *Kieferteil, der die Zahnfächer trägt*

Alveolarkamm, Kieferkamm: *oberster Teil des Alveolarfortsatzes nach Verlust der Zähne*

Alveole: *Zahnfach des Kiefers, auch Lungenbläschen*

Ameloblasten: *schmelzbildende Zellen*

Anaërobier: *Bakterien, die ohne Sauerstoff leben können. Gegensatz Aërobier*

Anamnese: *Vorgeschichte einer Krankheit (nach Angaben des Patienten)*

Anatomie: *Lehre von Form und Bau des Körpers*

Anomalie: *Regelwidrigkeit, Abweichung von der Norm*

anorganisch: *unbelebt*

Antagonist: *Gegenzahn (im anderen Kiefer)*

Antibiotika: *aus Schimmelpilzen gewonnene Substanzen gegen Mikroorganismen, die deren Wachstumshemmung bzw. Abtötung bewirken; biologischer Wirkstoff gegen Krankheitserreger*

Antigen: *artfremder Eiweißstoff (z. B. Bakterien), der im Körper die Bildung von Abwehrstoffen bewirkt*

antikariogen: *karieshemmend*

Antikörper: *Immunkörper; Reaktionsprodukte der Körperzellen auf den Reiz der Antigene*

Antiseptika: *keimtötende Mittel*

antiseptisch: *keimtötend*

Antrum: *Höhle. A. Highmori: Oberkieferhöhle*

Apatit: *Mineralien aus Kalziumphosphat und Kalziumfluorid*

Apex: *Wurzelspitze*

apikal: *an der/gegen die Wurzelspitze gelegen, gerichtet*
Applikation: *Anwendung*
approximal: *benachbart, Berührungsflächen zweier nebeneinanderstehender Zähne, dem Nachbarzahn zugewandt*
Aqua: *Wasser*
Arterie: *Ader, die Blut vom Herzen wegführt*
artifiziell: *künstlich*
aseptisch: *keimfrei*
Atrophie: *Schwund von Zellen, Organen*

Bakterien: *einzellige Lebewesen*
bakterizid: *bakterientötend*
Bazillen: *stäbchenförmige Kleinlebewesen*
Bifurkation: *Zweigabelung. Stelle des Zahnes, von der zwei Wurzeln ausgehen*
Biologie: *Lehre von den Lebensvorgängen*
buccal, bukkal: *in Richtung der Wange, die Wange betreffend*

Capillaren, Kapillaren: *kleinste Blutgefäße, Haargefäße*
Caries → Karies, Zahnfäule
Caries profunda: *tiefgehende Zahnfäule*
Cavum: *Hohlraum*
Cavum oris: *Mundhöhle*
Chemotherapeutika: *chemische Substanzen gegen die Erreger von Infektionskrankheiten*
chronisch: *langsam verlaufend*
Collum: *Hals*
Collum dentis: *Zahnhals*

Deckbiß: *obere Frontzähne beißen so weit über die unteren, daß sie diese völlig überdecken*
Decubitus, Dekubitus: *Druckgeschwür z. B. durch Prothesen*
Deformation: *Abweichung von der natürlichen Form, Formveränderung*
Demineralisation: *Entkalkung*
Dens: *Zahn*
dental: *zum Zahn gehörend, die Zähne betreffend*
Dentin: *Zahnbein*
Dentition: *Durchbruch der Zähne*
dentogen: *vom Zahn herrührend*

Desinfektion, Desinfektionsmittel: *Vernichtung von Krankheitskeimen*
Desinfizientien: *keimtötende Mittel*
devital: *abgestorben*
Diabetes: *Zuckerkrankheit*
Diastase, Amylase: *Enzym, baut Stärke zu Maltose ab*
diffundieren: *hindurchdringen*
diffus: *nicht abgegrenzt, verstreut*
distal: *der Mittellinie abgewandt*
Distalbiß: *Unterkiefer liegt weiter rückwärts als normal*
Dolor: *Schmerz*
dorsal: *rückwärts gelegen, nach zurück gerichtet*
Dosis: *Menge einer Arznei*

Effizienz: *Wirksamkeit, Wirkkraft*
Element: *Grundstoff, der sich nicht weiter in andere Teile zerlegen läßt*
Emulsion: *feinste Verteilung einer Flüssigkeit in einer anderen, mit ihr nicht mischbaren*
endogen: *im Körper selbst enstanden, aus inneren Ursachen*
enteral: *auf den Darm bezogen, über den Magen-Darm-Kanal aufgenommen*
entmineralisieren: *Auflösung von Mineralsalzen, entkalken*
Enzyme, Fermente: *organische Verbindungen, die den Stoffwechsel ermöglichen und beeinflussen. Es sind in lebenden tierischen oder pflanzlichen Zellen gebildete Eiweißkörper*
Epidemie: *gehäuftes Auftreten einer Infektionskrankheit*
Epithel: *Deckgewebe, oberste Zellschicht der Haut*
Erosion des Schmelzes: *chemische Schmelzauflösung, Schmelzerosion*
essentiell: *wesensmäßig, unerläßlich*
exogen: *von außen entstehend, von außen in den Körper dringend*
Exsudat: *entzündliche Ausschwitzung*
Extraktion: *Entfernung eines Zahnes*
extraoral: *außerhalb des Mundes*
extrazellulär: *außerhalb der Zelle*
extrazelluläre Polysaccharide = EPS: *außerhalb der Bakterienzelle gebildete Polysaccharide (Synthese von Dextranen und Lävanen)*

facial, fazial: *dem Gesicht zugewandt, das Gesicht betreffend*
Fermente → Enzyme
Fissur: *Furche, z. B. auf der Kaufläche des Zahns*

Foetor ex ore: *schlechter Mundgeruch aufgrund zerstörter Zähne, mangelhafter Mundpflege u. ä.*

Fokalinfektion, Herdinfektion: *von einem Infektionsherd ausgehende Erkrankung (Zweiterkrankung)*

Fokus: *Streuherd einer Infektion*

Foramen: *Loch*

Foramen apicale: *Öffnung (Loch) an der Wurzelspitze*

Fraktur: *Bruch*

Fructose, Fruktose: *Fruchtzucker*

Funktion: *Aufgabe, Bestimmung, Tätigkeit, Betätigungsweise eines Organs*

funktionell: *die Wirkung betreffend*

Gel: *gallertartige Masse*

Genese: *Entstehung, Entwicklung, Entstehung einer Krankheit*

Gingiva: *Zahnfleisch*

gingival: *zum Zahnfleisch gehörend, das Zahnfleisch betreffend*

Gingivitis: *Zahnfleischentzündung, Mehrzahl Gingivitiden*

Glucose, Glukose: *Traubenzucker (Dextrose)*

Glykogen: *tierische Stärke, Kohlenhydrate in fast allen Körperzellen*

Granulom, apikales: *entzündliche Gewebebildung an der Wurzelspitze*

Habits: *Gewohnheiten*

habituell: *gewohnheitsmäßig*

Halitosis: *übelriechende Atemluft aufgrund mundferner (inn. Organe) Ursachen*

Herdinfektion → Fokalinfektion

hereditär: *erblich (veralteter Ausdruck)*

hereditäre Fruktoseintoleranz: *erbliche Fruchtzuckerunverträglichkeit*

Histologie: *Gewebelehre*

hormonal, hormonell: *auf Hormone bezüglich, durch Hormone bedingt*

Hormone: *Wirkstoffe der Drüsen innerer Sekretion zur Steuerung der Stoffwechselvorgänge in bestimmten Organen*

Hydroxylapatit: *kristallines Kalziumphosphat, Mineralbestandteil der Zähne und der Knochen*

Hygiene: *Gesundheitslehre*

hygroskopisch: *Wasser anziehend*

Hypersensibilität: *Überempfindlichkeit*

Hypertrophie: *durch Zellenwachstum vergrößert*

Hypoplasie: *Unterentwicklung, unvollkommene Ausbildung des Zahn-schmelzes*

iatrogen: *vom Arzt (durch Handlungen oder Äußerungen) herrührend oder verursacht*
Immunität: *Unempfindlichkeit gegen Krankheitserreger oder Gifte*
incisal, inzisal: *an der Schneidekante der Frontzähne*
Index: *Meßziffer, Anzeiger, Maß, Verhältniszahl*
Indikation: *Kennzeichen, Heilanzeige, Weg für zu wählende Behandlung*
Infektion: *Ansteckung durch Eindringen von Krankheitskeimen in den Körper und deren Vermehrung*
Infiltration: *Eindringen fremder Substanzen in Gewebslücken oder Zellen*
infra: *unterhalb*
initial: *beginnend*
Injektion: *Einspritzung*
Inkubationszeit: *Zeit von der Ansteckung bis zum Ausbruch der Krankheit*
innersekretorisch: *innere Sekretion; aus Drüsen direkt ins Blut bzw. in die Lymphbahn abfließendes Sekret*
Insulin: *blutzuckerregulierendes Hormon der Bauchspeicheldrüse*
interdental: *zwischen den Zähnen*
interstitiell: *im Zwischengewebe*
Intoleranz: *Unduldsamkeit, mangelnde Widerstandsfähigkeit gegen schäd-liche Einwirkungen, Unverträglichkeit innerhalb der Mundhöhle*
intraoral: *im Mund*
intrazellulär: *innerhalb der Zelle*
in vitro: *im Reagenzglas, d. h. im Versuch*
in vivo: *im Leben, am lebenden Objekt*

Kapillaren: *feinste Blutgefäße*
Karies: *Zahnfäule, Zahnverfall*
kariogen: *Karies verursachend, hervorrufend*
kariostatisch: *karieshemmend*
Kavität: *kariöses Loch im Zahn, Hohlraum*
Kieferkamm: → *Alveolarkamm*
Kieferorthopädie: *alle regulatorischen Maßnahmen an Gebiß und Kiefer zur Wiederherstellung der normalen Gebißform und -funktion*
Kohlenhydrate: *Zucker und zuckerähnliche Substanzen (Poly-, Di-, Mono-saccharide)*
Kokken: *kugelförmige Bakterien*

Kolloide: *feinstverteilter Stoff (z. B. in Lösungsmitteln)*
Kompression: *Zusammenpressung, Quetschung*
kongenital: *angeboren*
konkav: *ausgehöhlt. Gegensatz konvex*
Konkremente: *feste Ablagerungen*
konservierend: *erhaltend*
Konsistenz: *Beschaffenheit*
Kontraindikation: *Gegenanzeige. Umstand, der eine bestimmte Heilmethode verbietet*
konvex: *gewölbt. Gegensatz konkav*

labial: *zu den Lippen hin, an der Lippenseite, lippenwärts*
Lactose, Laktose: *Milchzucker*
Läsion: *Verletzung, Defekt*
lateral: *seitlich, seitwärts*
letal: *tödlich*
Leukozyten: *weiße Blutzellen, bilden den Eiter. Abwehrfunktion*
Lingua: *Zunge*
lingual: *zungenwärts, an der Zunge*
lokal: *örtlich*
Lutschprotrusion: *Vortreten der oberen Frontzähne durch Lutschen*
Luxation: *Verrenkung, Lockerung*

makro: *Bestimmungswort von Zusammensetzungen mit der Bedeutung groß, lang. Gegensatz mikro*
Maltose: *Malzzucker*
Mandibula: *Unterkiefer*
manuell: *mit der Hand*
marginal: *den Rand betreffend*
marginale Parodontopathien: *den Zahnfleischrand betreffende Erkrankungen*
Margo alveolaris: *Alveolarrand, Rand des Zahnfaches*
Materia alba: *lose, weiß-gelbliche Ablagerung an Zahn bzw. Zunge*
Matrix: *Keimschicht, Mutterboden*
mesial, medial: *zur Mitte gerichtet*
mikro: *Bestimmungswort von Zusammensetzungen mit der Bedeutung klein, fein, gering. Gegensatz makro*
Mikroorganismen: *pflanzliche und tierische Organismen des mikroskopisch sichtbaren Bereiches, Kleinstlebewesen*
Mimik: *Gebärdenspiel*

Mineralisation: *Vorgang der Mineralbildung, Verkalkung des Zahnes*
Molaren: *Backenzähne*
Motivation: *Beweggrund*
motivieren: *bewegen*
mottled enamel: *gefleckter Zahnschmelz*
mottled teeth: *gefleckte Zähne*
Mucosa, Mukosa: *Schleimhaut*
mukös: *schleimig*
mukogingival: *Übergang von verschieblicher zu unverschieblicher Mundschleimhaut*
multikausal: *mit vielen Ursachen*
multitufted: *vielbündelig*
Mundflora: *Gesamtheit der Mikroorganismen in der Mundhöhle*

Nekrose: *Gewebstod*
Nomenklatur: *Zusammenstellung, Benennung von Sach- oder Fachbe-
zeichnungen eines Wissensgebietes*

occlusal, okklusal: *auf der Kaufläche*
Occlusion, Okklusion: *Schlußbiß, Zusammenbiß der Zähne*
odontogen: *von den Zähnen ausgehend*
oral: *im Mund, zum Mund gehörend*
organisch: *belebt, lebendig; auf den Organismus bezogen. Gegensatz: anorganisch*
os: *lat. Bez. für Mund (Genitiv oris), Knochen (Genitiv ossis)*
Osteoporose: *Schwund des festen Knochengewebes*
Ostitis: *Knochenentzündung*
Otitis: *Ohrenentzündung*

palatinal: *zum Gaumen gehörend, gaumenwärts*
Papille: *Zahnfleischzipfel, Zahnfleischerhebung zwischen den Zähnen*
parabiotisch: *zwei im Kreislauf vereinigte Lebewesen*
parenteral: *unter Umgehung des Magen-Darmkanals*
Parodont, Parodontium: *Zahnhalteapparat*
Parodontitis: *entzündliche Form der Zahnbetterkrankung*
Parodontopathien: *Erkrankungen des Zahnhalteapperates*
Parodontose: *nicht entzündliche Form der Zahnbetterkrankung*
Parotis: *Ohrspeicheldrüse*
pH-Wert: *Maß für die Säure. pH 7 = neutral, pH 0–7 = sauer, 7–14 = al-
kalisch*

Physiologie: *Lehre von den normalen Lebensvorgängen*
Plaque: *Zahnbelag*
poly: *Bestimmungswort von Zusammensetzungen mit der Bedeutung viel,*
  mehr, zahlreich
posteruptive Phase: *Zeit nach dem Durchbruch des Zahnes in die Mund-*
  höhle
Prädilektionsstelle: *bevorzugte Stelle*
präeruptive Phase: *Zeit vor dem Durchbruch des Zahnes in die Mundhöhle*
Prämolaren: *vordere Backenzähne, nur im bleibenden Gebiß*
pränatal: *vor der Geburt*
Prävention: *Vorbeugung*
Progenie: *starkes Vortreten des Unterkiefers*
Prognathie: *starkes Vortreten des Oberkiefers*
Prophylaxe: *vorbeugende Maßnahmen, Verhütung von Krankheiten*
Proteine: *Eiweißkörper*
Protrusion: *Vortreten der Frontzähne*
psychisch: *auf das Seelenleben bezüglich, seelisch*
Pulpa: *Zahnmark*
Pulpitis: *Zahnmarkentzündung*

Quadrant: *Viertelkreis, Teilgebiet, z. B. des Gebisses (halber Kieferbogen)*

radikulär: *an der Wurzel*
Radix: *Wurzel*
re: *Vorsilbe wieder, zurück*
Recall: *Rückruf, Erinnerungsdienst (Wiedereinbestellung des Patienten zur*
  Untersuchung)
Remineralisation: *wieder zum Mineral werden*
Resistenz: *Widerstand, erhöhte Widerstandsfähigkeit gegen Krankheiten*
restitutio ad integrum: *völlige Wiederherstellung des frühen Zustandes*
Retention: *Zurückhaltung, Verankerung*
Retentionsstelle: *Schlupfwinkel, der natürlichen Zahnreinigung nicht zu-*
  gängliche Stelle
retrudieren: *rückwärts bewegen*
Revelatoren: *Enthüller (von Belägen), Belagentdecker*
Rezidiv: *Rückfall*

Saccharide: *Zucker und zuckerähnliche Substanzen*
Saccharose: *Rohr-, Haushalts-, Rübenzucker*

sagittal: *von vorn nach hinten, in gerader (Pfeil-) Richtung*
Sanierung: *Heilung*
Saumepithel: *Zellschicht des Zahnfleischrandes*
Sechsjahrmolar: *erster bleibender Backenzahn*
Sekret: *Ausscheidungs-, Absonderungsflüssigkeit aus Drüsen*
Sekretion: *Absonderung*
Sepsis: *Blutvergiftung. Allgemeininfektion durch Eitererreger*
serös: *serumartig, aus Serum bestehend; schleimig*
Serum: *wäßriger Bestandteil des Blutes*
Spirillen: *schraubenförmige Bakterien*
Staphylokokken: *traubenförmige Bakterien, Eitererreger*
Sterilisation: *Keimfreimachung*
Stimulator: *anregendes Mittel, Instrument zur Anregung*
Stomatitis: *Entzündung der Mundschleimhaut, Mehrzahl Stomatitiden*
Streptokokken: *Kettenbakterien, Eitererreger*
sub: *unter*
subgingival: *unter dem Zahnfleischsaum*
submukös: *unter der Schleimhaut*
Substrat: *Nährboden*
Sulcus, Sulkus: *Furche, Tasche*
Sulcus fluid: → *Taschensekret*
Sulcus gingivae: *Zahnfleischfurche rund um den Zahn*
supra: *oberhalb, über*
supraalveolär: *oberhalb des Zahnfaches*
supragingival: *oberhalb des Zahnfleischsaumes*
Symptom: *Krankheitszeichen*

Taschensekret: *Ausscheidung aus der Zahnfleischtasche*
Tenside: *Netzmittel*
Therapie: *Heilbehandlung, Heilverfahren*
touchieren: *betupfen, berühren*
Toxine: *organische Giftstoffe von Mikroben, Pflanzen oder Tieren*
toxisch: *giftig*
transversal: *quer verlaufend*
Trauma: *Verletzung*

Ulcus, Ulkus: *Geschwür*
ulzerös: *geschwürig*

Vene: *Ader, in der Blut zum Herzen läuft*
vestibulär: *den Mundvorhof betreffend*
Virulenz: *krankmachende Wirkung von Bakterien*
Virus: *kleinste krankheitserregende Eiweißkörper*
vital: *das Leben betreffend, lebenskräftig*

Zellulose: *Hauptbestandteil der pflanzlichen Zellwände*
zervikal: *den Zahnhals betreffend*

Hinweis zum Schrifttum

Die in der Prophylaxefibel dargelegten Ergebnisse der wissenschaftlichen Forschung und der statistischen Erhebungen beruhen auf Veröffentlichungen der Fachliteratur und vielfältigen Erfahrungen. Sie in einem Schrifttumsverzeichnis zu belegen, ist wegen der erforderlichen umfangreichen Darstellung nicht zweckdienlich. Richten Sie diesbezügliche Anfragen an den Carl Hanser Verlag, Postfach 86 04 20, München 86, zur Weiterleitung an den Verfasser.

Stichwortverzeichnis